Wu Qin Xi - Qigong

Mit chinesischer Heilgymnastik zu Gesundheit und Wohlbefinden

von

Diplom-Sozialökonom
Stefan Wahle
5. DAN Ju-Jutsu
Lehrer für Qigong TQN + DDQT
lizenzierter Fitnesstrainer

akkreditiert bei: www.trainerregister.de

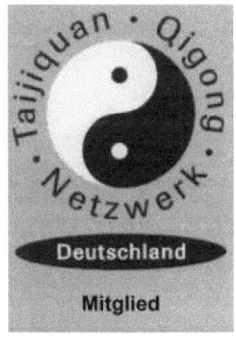

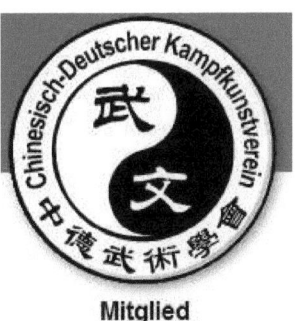

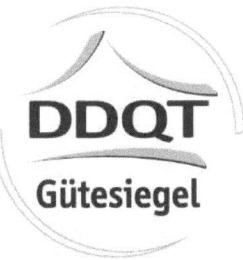

1

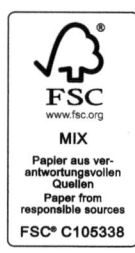

Impressum

©2015 copyright by Stefan Wahle, Hamburg

1. Auflage 2015

Autor: Stefan Wahle

E-Mail: info@sw-sportbuch.de

Internet: www.sw-sportbuch.de

Fan-Page bei Facebook.com:
http://www.facebook.com/Stefan.Wahle.Autor

Verlag und
Herstellung: BoD Books on Demand, Norderstedt

ISBN: 978-3-7347-4881-3

Offizielles Lehrbuch

der

Sawah® Qigong und Taijiquan Gesellschaft

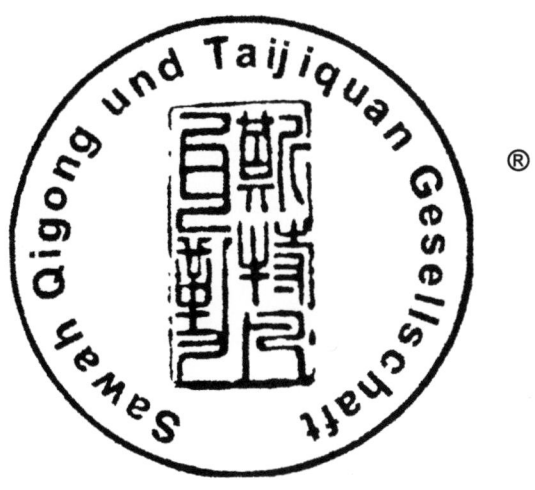

®

www.sawah-qigong.de

www.facebook.com/SawahQigong

Sport Awards 2011 der Martial Arts Association

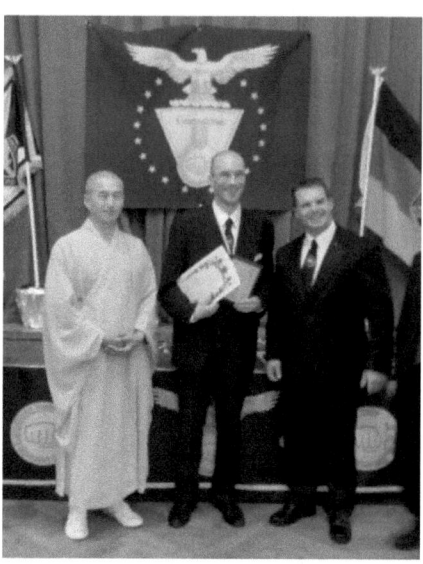

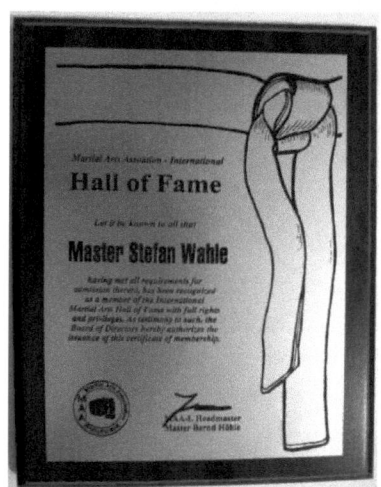

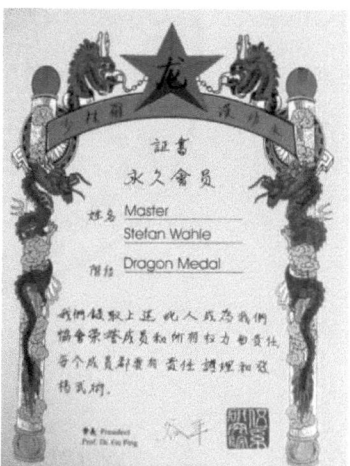

Aufnahme in die Hall of Fame und Verleihung der Dragon Medal

Inhaltsverzeichnis

1. Einführung in Qigong

Qi Gong (ausgesprochen: Tschi Gung) beinhaltet Übungen, die den Energiefluss im Körper begünstigen und Blockaden lösen, um die Gesundheit zu erhalten, zu fördern oder wiederzuerlangen. Sie sind daher für kranke sowie für gesunde Menschen gleichermaßen geeignet und sinnvoll. Die positiven Wirkungen werden durch die Vereinigung von körperlicher und geistiger Bewegung zusammen mit Atemübungen erreicht. Das Ziel ist, dass der Trainierende mit sich in Zufriedenheit und Harmonie lebt. Dieser ausgewogene Zustand ist untrennbar mit der frei fließenden Energie, dem Qi, verbunden.

Qi bedeutet Lebensenergie, die ständig wieder aufgeladen werden muss.

Es gibt eine Vielzahl von Qigong-Übungen mit unterschiedlichen Ausprägungen. Dabei gibt es zwei Hauptkategorien. Auf der einen Seite die Übungen-in-Bewegung (Donggong) und auf der anderen Seite die Übungen-in-Ruhe (Jinggong). Das Spiel der 5 Tiere gehört zum aktiven Donggong.
Bewegtes Qigong ist für Anfänger leichter zu erlernen, da keine besondere Geisteskraft erforderlich ist. Es muss lediglich eine Abfolge von gewissen Bewegungen zusammen mit der Atemtechnik erlernt werden. Jinggong (Übungen in Ruhe) wird als schwerer erlernbar eingeschätzt, aber gleichfalls auch als höherwertiger angesehen. Das Qi wird direkt durch die Vorstellungskraft geleitet. Hierbei wird eine Energiedurchdringung des

Körpers erreicht, zu der keine sportliche Übung fähig ist. Hier zeigt sich der wahre Meister.

Qigong ist bei weitem keine rein chinesische Erfindung, da bei dessen Entstehung auch äußere Einflüsse aus dem indischen Yoga und dem tibetischen Buddhismus eine Rolle spielten.

Sie werden in verschiedenen Büchern und bei verschiedenen Meistern und Lehrenden Abweichungen von der hier vorgestellten Form finden. Die Grundprinzipien und Wirkungsweisen sind zwar immer gleich, jedoch finden sich Variationen in der Reihenfolge der Übungen sowie in Ausführungsdetails bis hin zu unterschiedlichen Hand- und Fausthaltungen. Es gibt nicht die „eine richtige Urform", die es schon immer gab oder geben wird. Vielmehr durchlaufen die Übungen einen ständigen Wandel im Laufe der Zeit. Jeder Praktizierende muss seinen eigenen Weg finden und gehen. Insbesondere sollte jeder auf seine persönlichen Eigenheiten und Gegebenheiten Rücksicht nehmen. Dies gilt insbesondere für Ältere, Kranke oder körperlich Behinderte. Standtiefe, Dehnung und Bewegungsspannbreite (Range of Motion) sollten entsprechend angepasst werden.
Die hier vorgestellte Variante des Spiels der 5 Tiere ist an die offiziell vom chinesischen Sportministerium autorisierte Form angelehnt.

Ursprünglich wurde Wu Qin Xi von einem Arzt aus der östlichen Han-Dynastie (25-220) namens „Hua Tuo" entwickelt. Dieser beobachtete Tiere in ihrer natürlichen

Umgebung, die zur Stärkung ihrer Konstitution körperliche Übungen vollführten. Er war der Meinung, dass diese Übungen auch für den Menschen förderlich sein könnten. Diese Übungen und insbesondere die Reihenfolge der Tiere (Tiger, Hirsch, Bär, Affe, Kranich) wurden erstmals im Rahmen der Biografie Hua Tuos in dem Buch „Die Annalen der Drei Reiche" von Chen Shou während der westlichen Jin-Dynastie (265-316) erwähnt. Diese Reihenfolge wurde auch in der modernen hier vorgestellten Form übernommen.

Rund 300 Jahre nach Hua Tuo lebte Tao Hongjing, der in seinem Werk „Über die Pflege der geistigen Gesundheit und die Verlängerung der Lebenszeit" ebenfalls diese Übungen in Verbindung mit Hua Tuo erwähnte und näher beschrieb. Insbesondere erwähnte er pro Tier zwei Übungsvarianten, die ebenfalls in die neue Form Eingang gefunden haben.

In der modernen Form wurden zusätzlich eine Ausgangs- und Abschlussübung hinzugefügt. Diese sollen den Atem zu Beginn anpassen und am Schluss das Qi zu seinem Ursprung zurückführen.

Obwohl es sich um lediglich 10 Übungen (5 Tiere mit jeweils 2 Varianten) handelt, ist die Ausführung zu Anfang ungewohnt und der Fluss der Bewegungen ist nicht leicht zu erreichen. Nehmen Sie sich kleine Teilziele vor. Üben Sie jeden Tag eine der Übungen ein, mit der Sie sich dann ausführlich beschäftigen. Fangen Sie am ersten Tag mit Übung Nr. 1 an. Am zweiten Tag üben sie ausführlich Übung Nr. 2 und am Schluss wiederholen Sie Übung Nr. 1 und Nr. 2 hintereinander. Fahren Sie so lange damit fort, bis Sie alle Übungen kennengelernt haben. Dann sollten Sie die Form täglich mindestens einmal praktizieren, je nach persönlicher Präferenz morgens oder abends. Sie werden sehen, wie schnell sich positive Auswirkungen auf Ihre Gesundheit und Ihr Wohlbefinden einstellen werden. Sie sollten auf alle Fälle darauf achten, mindestens 2 Stunden vor den Übungen keine Nahrung mehr zu sich zu nehmen, da ein voller Bauch die Atmung und Bewegung behindert und das Qi keinen Platz in ihm hat. Außerdem verbraucht die Verdauung wichtiges Qi, so dass weniger für Qigong zur Verfügung steht. Nach den Übungen sollten Sie noch eine halbe Stunde verstreichen lassen, bis Sie wieder Nahrung zu sich nehmen, da die Übungen noch nachwirken.

Die Übungen haben positive Auswirkungen auf die Atmungsorgane und Gliedmaßen. Gelenke werden beweglicher, die Nerven gestärkt sowie das Gleichgewichtsempfinden verbessert. Das Immunsystem und das Herz-Kreislaufsystem werden ebenso positiv beeinflusst.

Für Qigong ist ein Körperpunkt sehr wichtig, auf den später noch Bezug genommen wird. Dabei handelt es sich um das untere Dantian (ausgesprochen: Dantien; das Elixierfeld des langen Lebens und der Weisheit). Es ist ein Energiezentrum, das etwa 5 cm unterhalb des Bauchnabels im Bauch liegt. Wenn Sie die Hände mit den Oberkanten zwei Finger breit unterhalb des Bauchnabels platzieren, liegen die Hände genau darauf. Wenn allgemein vom Dantian gesprochen wird, ist meist das untere Dantian gemeint, obwohl es auch noch das obere und mittlere Dantian gibt, was hier der Vollständigkeit halber erwähnt werden soll. Dieses Energiereservoir speichert Qi und pumpt es durch den Körper.

Der Ablauf der Gesamtübung sollte langsam aber fließend erfolgen. Auf den Ablauf der Atmung wird bei der Vorstellung der jeweiligen Einzelübung hingewiesen.

Ich habe diese Einführung so kurz wie möglich gehalten und verzichte mit Absicht auf endlose theoretische Ausführungen zum Qigong und der traditionellen chinesischen Medizin. Das haben viele andere Bücher in ganzer Bandbreite schon getan und ich wollte nicht noch ein Buch veröffentlichen, das die ersten 150 Seiten das gleiche Thema zum x-ten Male auswalzt. Hier geht es in erster Linie um die Vorstellung und das Erlernen der Form „Das Spiel der 5 Tiere".
Ich habe versucht, möglichst jeden kleinen Zwischenschritt im Bild festzuhalten und zu beschreiben, so dass allein mit diesem Buch ein Kennenlernen und eine Rohpraktizierung der Form möglich ist. Der letzte Feinschliff kann dann durch die Unterrichtung eines erfahrenen Meisters eines anerkannten Verbandes erfolgen. Dieses Buch sollte also als Vorbereitung oder Begleiter zu einem Kurs gesehen werden, was ja letztendlich für jedes Lehrbuch gilt.

Ich wünsche viel Spaß und Erfolg beim Üben!

2.   Grundhaltungen

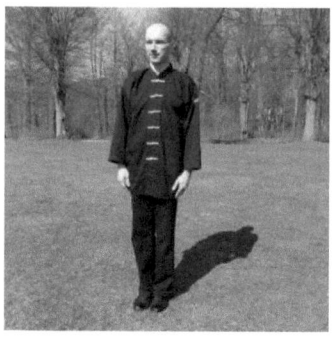

Ausgangsstellung

Beide Füße stehen zusammen und zeigen nach vorne. Die Knie sind durchgestreckt. Die Arme hängen rechts und links locker am Körper anliegend herab. Der Blick ist nach vorne gerichtet.

1

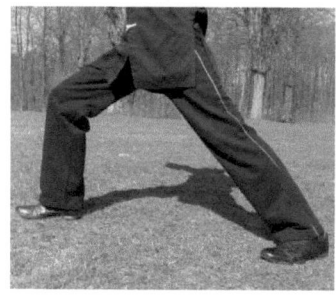

Bogenstellung

Beide Füße stehen einen großen Schritt diagonal auseinander, wobei die Zehen nach vorne gerichtet sind. Das vordere Bein ist im Knie 135° angewinkelt und trägt 60% des Körpergewichtes.

2

Das hintere Bein ist durchgestreckt und trägt 40% des Gewichtes.

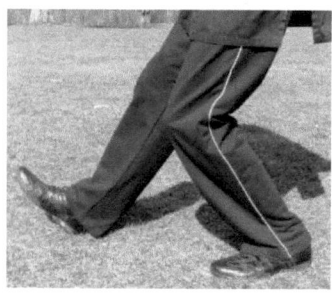

Sieben-Sterne-Stellung

Der eine Fuß steht einen Schritt auf der Ferse mit minimal gebeugtem Knie vor. Das hintere Bein trägt mit gebeugtem Knie ca. 90% des Körpergewichtes in einer leicht hockenden Position.

3

Der Abstand zwischen den Knien beträgt ca. 2 Fäuste.

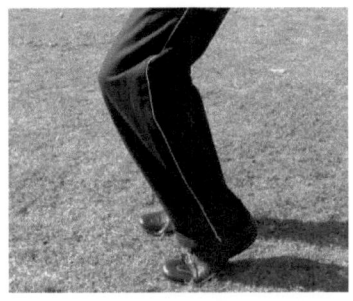

T-Stellung

Die Füße stehen parallel ca. 10 bis 20 cm auseinander. Beide Knie sind gebeugt. Der eine Fuß steht komplett auf der Fußsohle, während der andere Fuß mit angehobener Ferse auf dem Fußballen ruht.

4

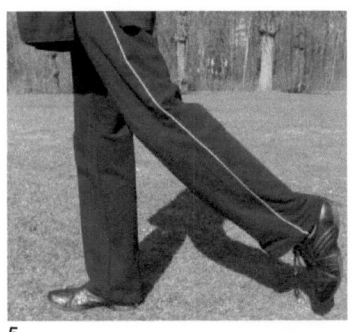

Kranichstellung Variante 1

Das eine Bein ist durchgestreckt und trägt das gesamte Körpergewicht. Das andere Bein ist angehoben und nach hinten gestreckt, wobei der Fuß in der Luft nach unten zeigt.

5

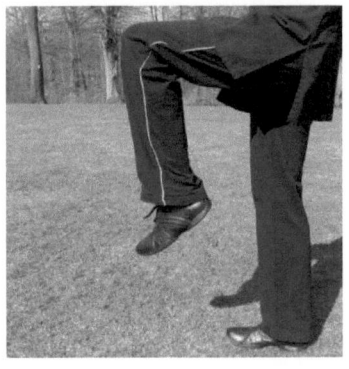

Kranichstellung Variante 2

Das eine Bein ist durchgestreckt und trägt das gesamte Körpergewicht. Das andere Bein ist nach vorne angehoben. Der Oberschenkel befindet sich in einer horizontalen Position und der Unterschenkel hängt senkrecht nach unten.

6

Auch hier zeigt der Fuß in der Luft nach unten.

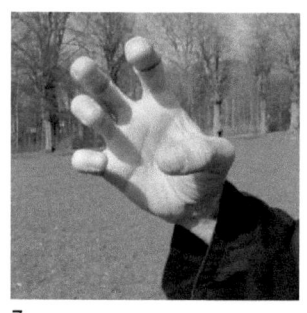

7

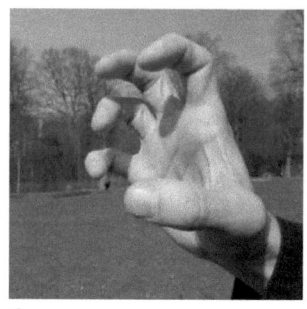

8

Tigerpfote

Die Hand ist geöffnet, die Finger sind gespreizt und in den ersten beiden Gliedern leicht gebeugt. (Bilder 7 - 8)

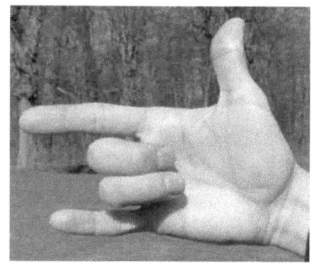

9

Hirschgeweih

Der Zeigefinger und der kleine Finger sind gestreckt. Der Mittel- und der Ringfinger sind in Richtung Handinnenfläche ange- winkelt. Der Daumen ist gestreckt und in einem 90°-Winkel zum

Zeigefinger abgespreizt.

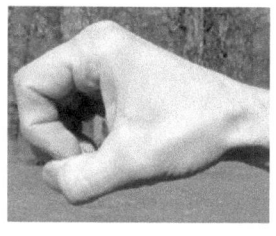

10

Bärentatze / Hohlfaust

Alle Finger sind gekrümmt und bilden einen Hohlraum. Der obere Teil des Daumens liegt auf dem Fingernagel des Zeigefingers und bildet mit ihm zusammen einen Kreis.

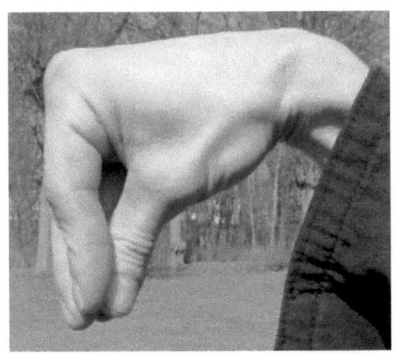

Hakenhand des Affen

Die Fingerspitzen der nach unten gestreckten Finger berühren sich. Das Handgelenk ist gebeugt.

11

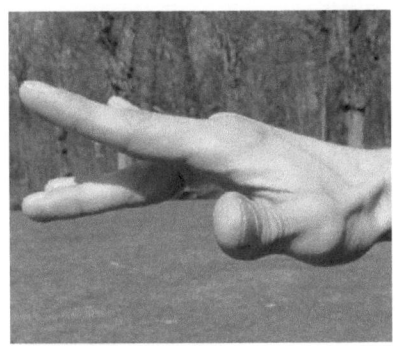

Kranichflügel

Alle Finger sind gestreckt. Der Mittel- und der Ringfinger liegen zusammen und zeigen dabei nach unten, während die anderen Finger nach oben zeigen.

12

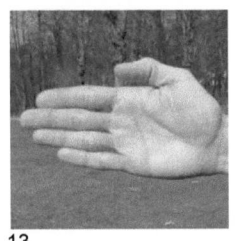

13   14   15

Faust

Zuerst werden die vier Finger eingerollt und dann der Daumen angewinkelt. (Bilder 13 - 15)

3. Das Spiel der 5 Tiere
3.1. Ausgangsposition und Vorübung

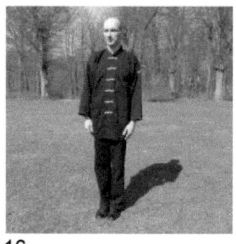 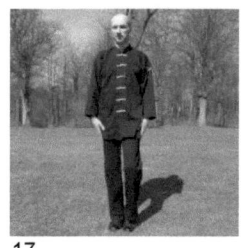 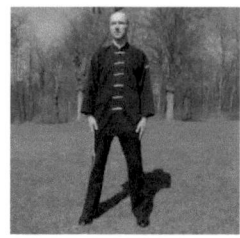

16   17   18

Wir starten in der Ausgangsstellung, die Arme hängen seitlich am Körper herunter, die Handflächen liegen am Körper an. Das Gewicht wird auf das rechte Bein verlagert. Das linke Bein wird angehoben, indem das Knie angewinkelt und der Fuß von der Ferse beginnend Richtung Zehen hochgerollt wird. Der linke Fuß wird nach links etwa schulterbreit über den Fußballen abrollend abgesetzt. Beide Knie sind minimal gebeugt. (Bilder 16 - 18)

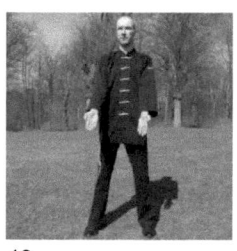 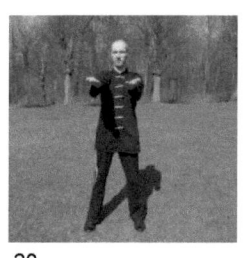 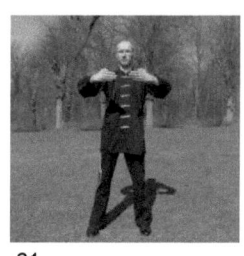

19   20   21

Die Arme werden mit nach vorne gedrehten Handflächen gestreckt bis in Brusthöhe vor dem Körper angehoben. Dann werden sie im Ellenbogengelenk eingeklappt und die Handflächen in gleicher Höhe in Richtung Brust bewegt. Wir stellen uns dabei vor, die Energie auf uns zuzuschaufeln. (Bilder 19 - 21)

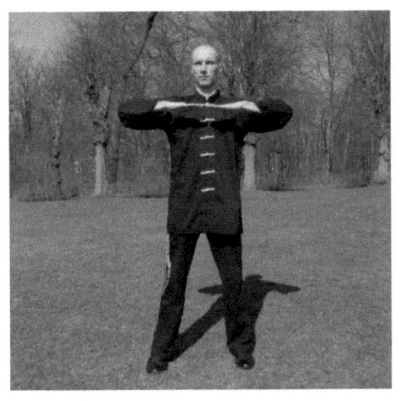 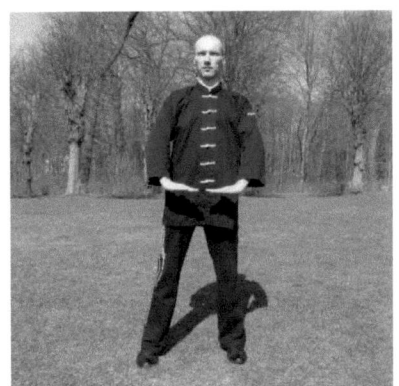

22   23

Die Handinnenflächen werden nach unten gedreht, wobei die Fingerspitzen aufeinander zeigen. Die Ellenbogen sind gebeugt und die Daumen liegen an der Brust an. Wir drücken die Hände entlang des Körpers nach unten, bis die Ellenbogen nur noch leicht gebeugt sind. Die Ellenbogen zeigen dabei nach außen. (Bilder 22 - 23)

Atmung:
Beim Anheben der Arme **atmen** wir tief durch die Nase **ein**, zuerst in die Brust und dann bis in den Bauchraum (Bauchatmung). Scheuen Sie sich nicht davor, den Bauch wie eine Kugel herauszudrücken. Beim Senken der Hände bis in Hüfthöhe **atmen** Sie durch den zu einem Schlitz geöffneten Mund wieder **aus**. Atmung und Bewegung sollten fließend ohne zu stocken erfolgen.

Bei Bild 23 angekommen kehren Sie zurück in die Position auf Bild 19 und wiederholen die ganze Bewegungsfolge noch zwei Mal. (Bilder 19 - 23)

3.2. Der Tiger

3.2.1. Der Tiger hebt seine Pfoten

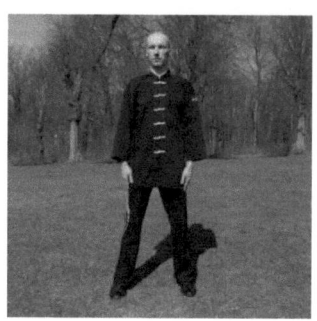 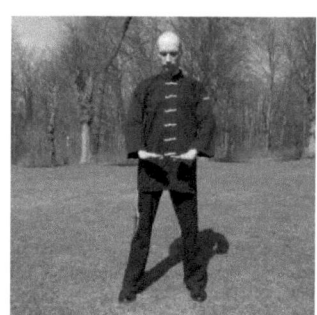

24   25

Nach der Vorübung bis Bild 23 nehmen wir auf Bild 24 die neutrale, schulterbreite Stellung mit seitlich herunter hängenden Armen ein. Aus dieser starten wir in die erste Übung. Die Hände werden vor dem Unterleib mit nach unten gerichteten Handinnenflächen und schräg aufeinander / nach vorne gerichteten Fingern angehoben. Die Finger sind dabei gestreckt und leicht gespreizt. Wir blicken auf die Hände. (Bild 25)

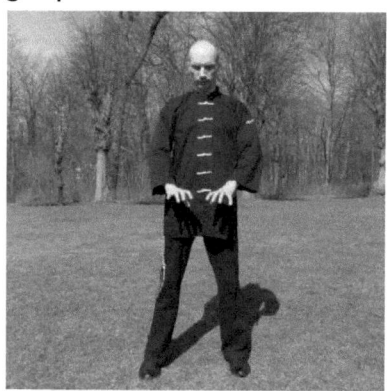

Die Finger werden gebeugt, so dass die Hände nun Tigerpfoten formen.
(Nahaufnahme und Beschreibung der Tiger-pfote Bilder 7 - 8, S. 14). Die Handinnenflächen sind immer noch zu Boden gerichtet.

26

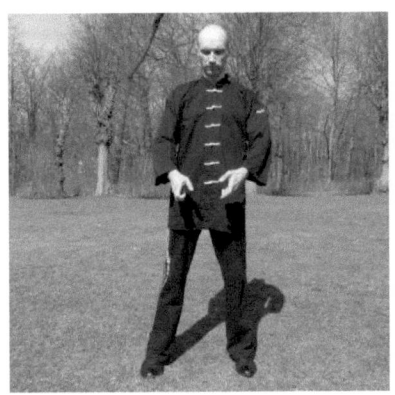
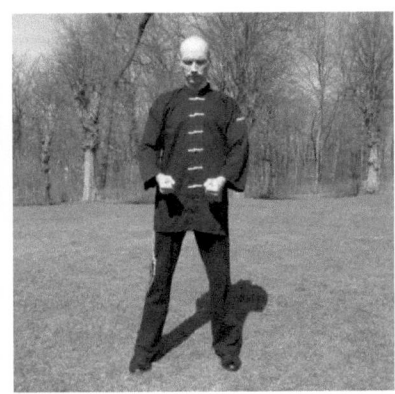

27   28

Beginnend vom kleinen Finger werden die Tigerpfoten zu Fäusten geformt und die Faustrücken dabei gleichzeitig nach außen gedreht. (Bilder 27 - 28)

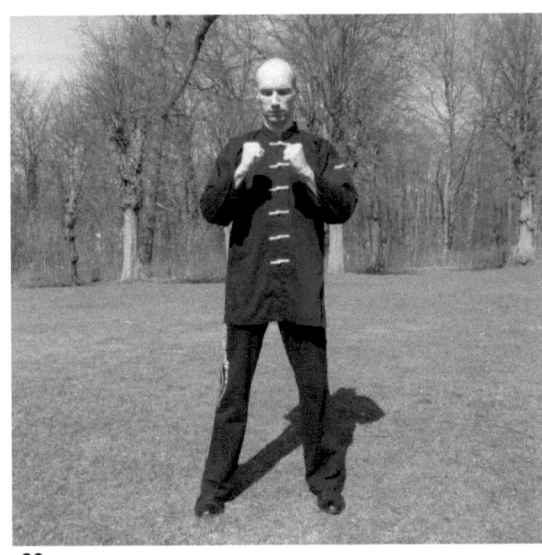

29

Dann werden die Fäuste vor dem Körper angehoben. Die Augen verfolgen während der gesamten Übung „Der Tiger hebt seine Pfoten" die Bewegung der Hände.

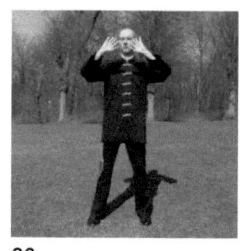
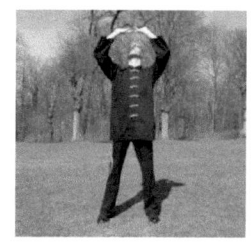
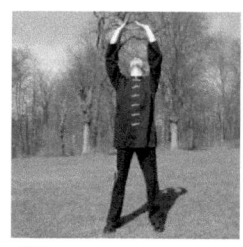

30
31
32

In Kopfhöhe werden die Fäuste wieder geöffnet und die geöffneten Hände werden weiter bis über den Kopf angehoben. Drücken Sie die Brust heraus.(Bilder 30 - 32)

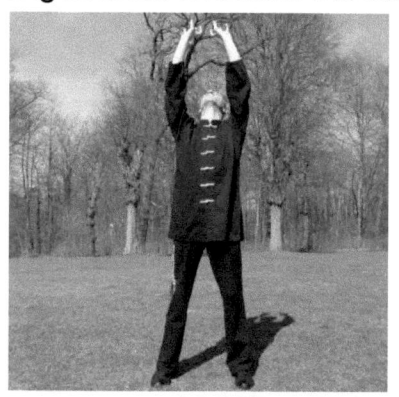

Die Hände werden zu Tigerpfoten geformt. Die Arme sind gestreckt, die Handinnenflächen zeigen zum Himmel und der Blick ist nach oben auf die Handrücken gerichtet.

33

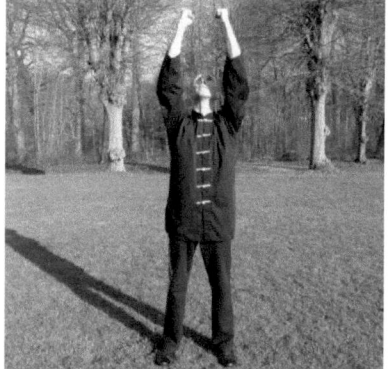

Beginnend vom kleinen Finger an werden Fäuste gebildet, die gleichzeitig mit dem Faustrücken nach außen gedreht werden.

34

20

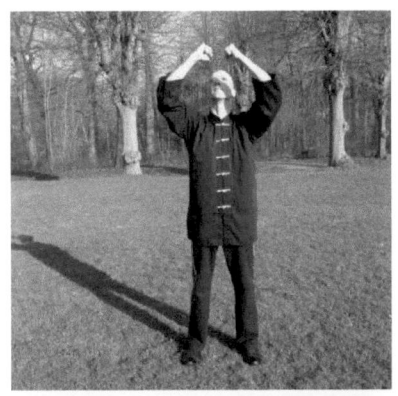

Wir senken die Fäuste wieder ab, indem die Ellenbogen gebeugt werden.

35

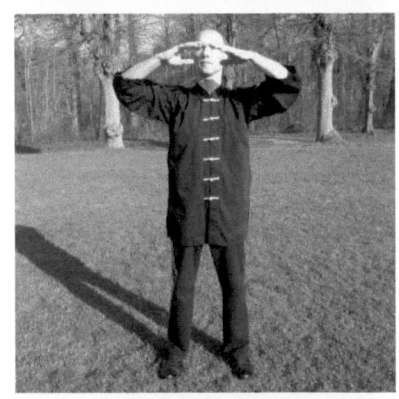

In Höhe des Kopfes werden die Fäuste geöffnet und die offenen Hände weiter abgesenkt.

36

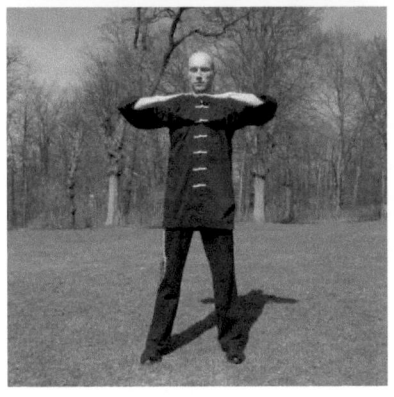

Während des Absenkens werden die im Ellenbogengelenk ange-winkelten Arme dicht am Körper mit aufeinander zeigenden Fingern nach unten gedrückt. Das Qi wird dabei nach unten ins untere Dantian geführt.
37

21

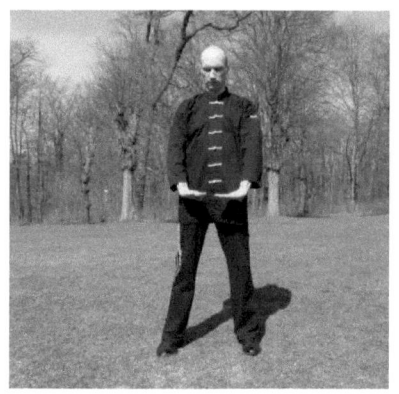 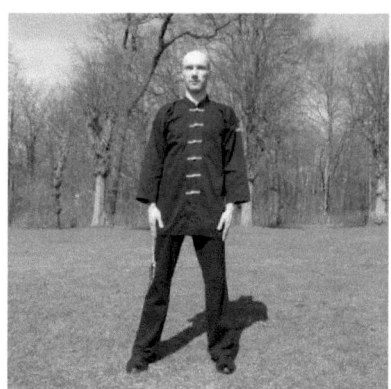

38   39

Die Hände werden bis vor den Unterleib mit nach unten gerichteten Handinnenflächen und schräg aufeinander / nach vorne gerichteten Fingern geführt. Der Blick folgt der Bewegung der Hände. (Bild 38)
Nach der letzten Wiederholung nehmen wir wieder die neutrale, schulterbreite Stellung ein. Der Blick ist nun nach vorne gerichtet. Die Arme hängen locker an den Seiten herab. (Bild 39)

Atmung:
Während des Anhebens der Hände bis über den Kopf wird durch die Nase **eingeatmet** und beim Senken der Hände durch den zu einem Schlitz geformten Mund langsam und kontrolliert **ausgeatmet**.

Wiederholungen:
Die Übung (Bilder 25 - 38) sollte insgesamt vier Mal durchgeführt werden. Abschlussposition siehe Bild 39.

Wirkung:
Luftaustausch, Zirkulation von Qi in der Brust- und Bauchhöhle sowie Stärkung der Griffkraft der Hände.

3.2.2.   <u>Der Tiger fängt die Beute</u>

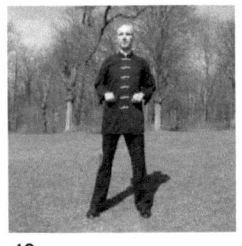 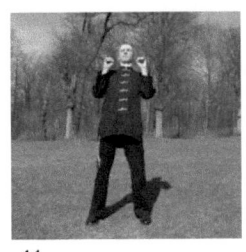 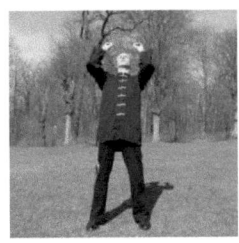

40   41   42

Beginnend aus der Neutralstellung von Bild 39 formen wir unsere Hände zu Hohlfäusten (siehe Nahaufnahme und Beschreibung Bild 10) und heben diese entlang unserer Körperseiten mit auf uns gerichteten Faustrücken in einer Wellenbewegung des Körpers bis über den Kopf, wobei wir leicht ins Hohlkreuz gehen. (Bilder 40 - 42)

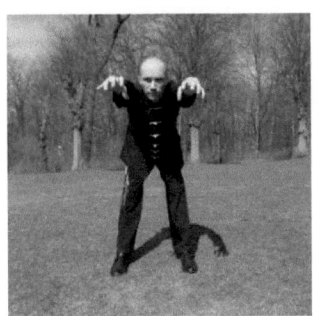

Wie ein Tiger auf seine Beute springt, werfen wir unsere sich in Tigerpfoten verwandelnden Hohlfäuste in einem leichten Bogen nach vorne und begeben unseren Oberkörper und die gestreckten Arme in eine horizontale Position.
43

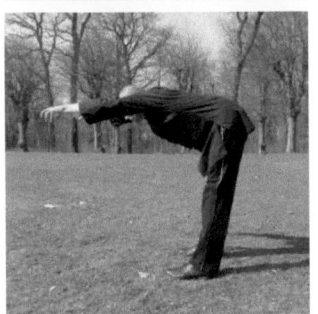

Dabei werden das Gesäß nach hinten heraus- und die Knie durchgestreckt.
Auf Bild 43 sehen wir die Endposition von vorn und auf Bild 44 von der Seite. Der Blick ist geradeaus gerichtet.Kurze Pause.
44

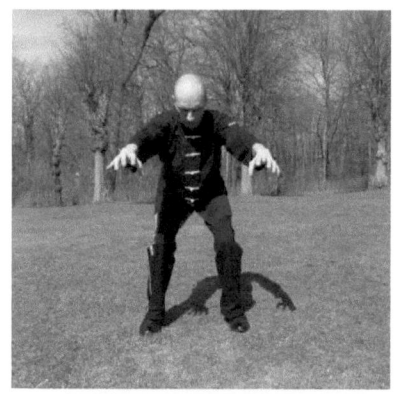

Die Tigerpfoten werden in einem Bogen nach unten geschwungen, die Knie gebeugt, das Becken wieder nach vorne geschoben und der Körper in eine hockende Position gebracht.

45

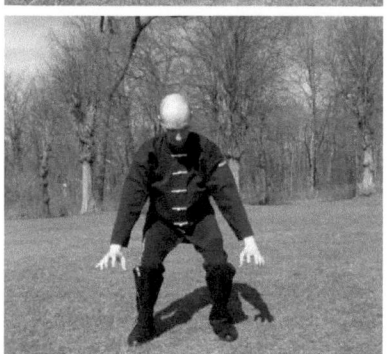

Die Tigerpfoten befinden sich in der Endposition an der Außenseite der Knie. Die Handinnenflächen und die Augen sind nach unten in Richtung der imaginären Beute gerichtet.

46

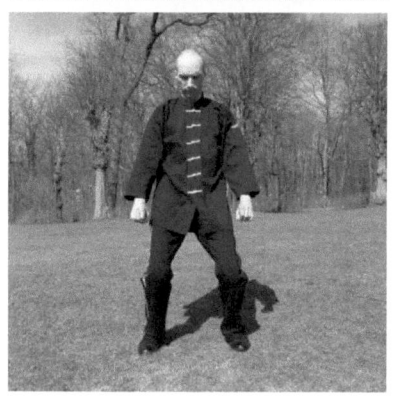

Die Knie werden durchgestreckt und das Becken nach vorne geschoben. Die Tigerpfoten werden nun zu Hohlfäusten geformt.

47

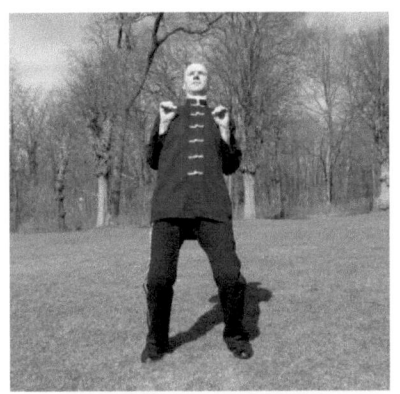

Der Oberkörper wird weiter nach hinten ins Hohlkreuz gebracht und die Hohlfäuste entlang der Körperseiten angehoben.

48

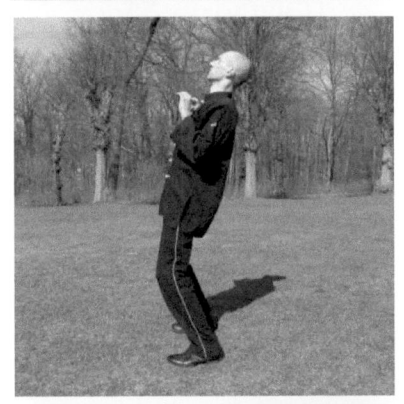

Hier sehen wir noch einmal die Position aus Bild 48 von der Seite.

49

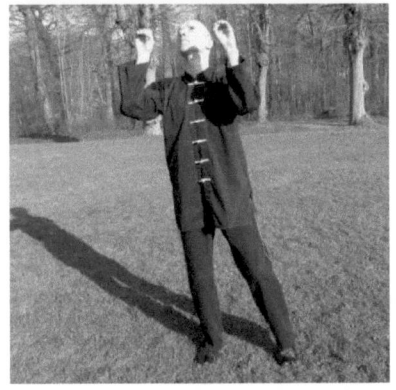

Die Hohlfäuste werden weiter angehoben und das Gewicht gleichzeitig auf das rechte Bein verlagert.

50

25

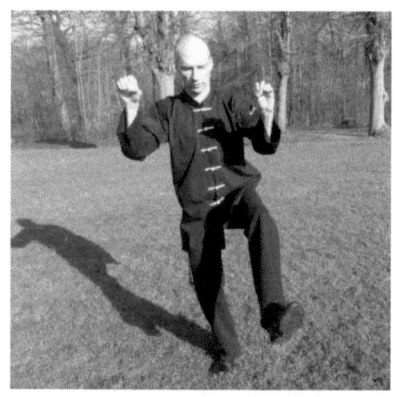

Nun kann das linke Bein zum Schritt vorwärts in die Sieben-Sterne-Stellung angehoben werden. Die Hohlfäuste werden in einem Bogen nach vorne-unten bewegt.

51

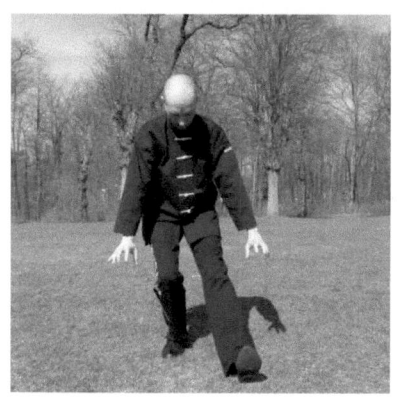

Die Hohlfäuste öffnen sich und bilden wieder die Tigerpfoten rechts und links von den Knien. Wir hocken auf dem rechten, gebeugten Bein und unser linkes, nahezu gestrecktes Bein ruht auf der Ferse. Wir schauen nach unten.

52

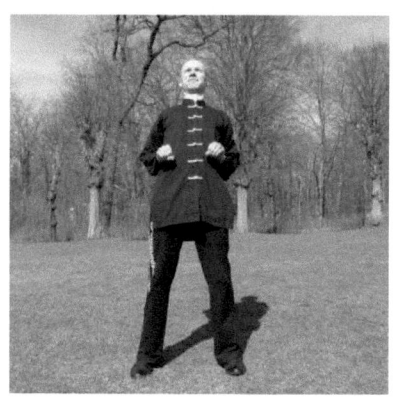

Der linke Fuß wird zurück in den schulterbreiten Stand gezogen. Die Hände bilden Hohlfäuste, die wieder entlang des Körpers angehoben werden. Der Oberkörper wird nach hinten gebogen.

53

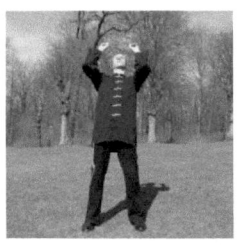 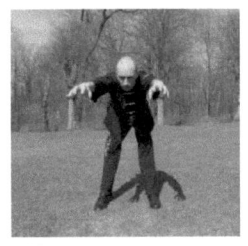 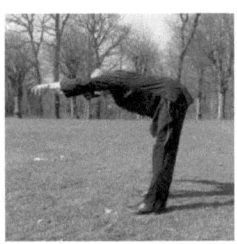

54   55   56

Die Hohlfäuste werden bis über den Kopf angehoben und in einem Bogen nach vorne geworfen, wobei sie sich zu Tigerpfoten öffnen. Der Oberkörper befindet sich mit den gestreckten Armen erneut in einer horizontalen Position. Dabei werden das Gesäß nach hinten heraus- und die Knie durchgestreckt. (Bilder 54 - 56)

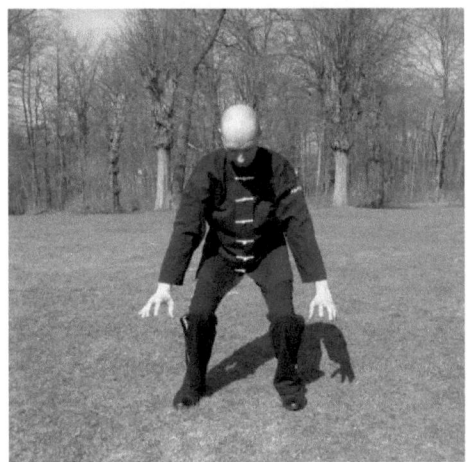

57

Die Tigerpfoten werden in einem Bogen nach unten geschwungen, die Knie gebeugt, das Becken nach vorne geschoben und der Körper in eine hockende Position gebracht.
In der Endposition befinden sich die Tigerpfoten an der Außenseite der Knie. Die Handinnenflächen und die Augen sind nach unten in Richtung der imaginären Beute gerichtet. (Bild 57)

27

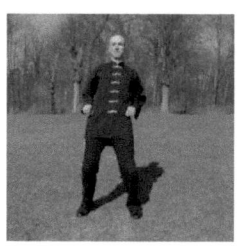 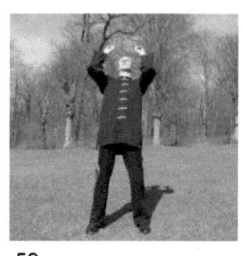 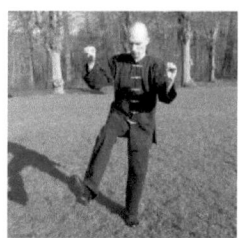

58   59   60

Die Knie werden durchgestreckt und das Becken weiter nach vorne geschoben. Die Tigerpfoten werden nun zu Hohlfäusten geformt. Der Oberkörper wird in einer Wellenbewegung weiter nach hinten ins Hohlkreuz gebracht und die Hohlfäuste entlang der Körperseiten angehoben.

Das Körpergewicht wird dieses Mal auf das linke Bein verlagert, damit das rechte Bein angehoben und ein Schritt vorwärts in die Sieben-Sterne-Stellung gemacht werden kann. Die Hohlfäuste werden in einem Bogen nach vorne-unten bewegt. (Bilder 58 - 60)

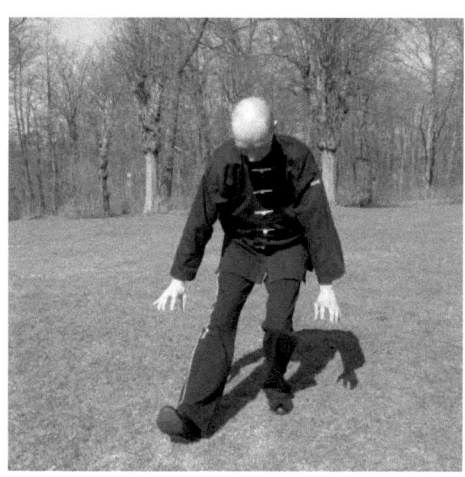

Die Hohlfäuste öffnen sich und bilden wieder die Tigerpfoten rechts und links von den Knien. Wir hocken auf dem linken, gebeugten Bein und unser rechtes, gestrecktes Bein ruht auf der Ferse. Wir schauen nach unten.

61

28

Nachdem wir die Übung zu beiden Seiten jeweils ein Mal ausgeführt haben, beginnt alles von vorne bei Bild 40.

Atmung:
Immer beim Anheben der Hohlfäuste wird **eingeatmet**. Ein energisches **Ausatmen** erfolgt dagegen beim Fangen der Beute, wenn sich die Tigerpfoten nach unten neben die Knie bewegen.

Wiederholungen:
Die Übung „Der Tiger fängt die Beute" ist zu jeder Seite insgesamt jeweils zwei Mal auszuführen.

Wirkung:
Verbesserung der Beweglichkeit der Wirbelsäule, Stärkung der Lendenmuskulatur, Aktivierung von Dumai- und Renmai-Meridian, Beseitigung von Blockaden, Regulierung Leber- und Gallenblasen-Funktionssystem.

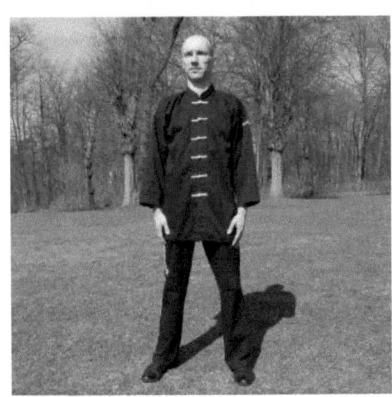

Nach der letzten Wiederholung bei Bild 61 angekommen, wird der rechte Fuß zurückgezogen und wir begeben uns in die neutrale, schulterbreite Stellung des Bildes 62.

62

Nach jedem der 5 Tiere erfolgt die gleiche folgende Zwischenabschlussübung.

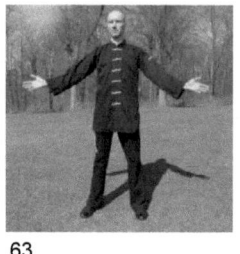 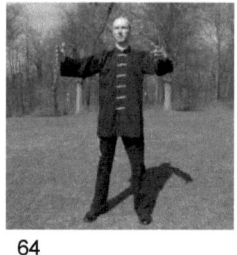 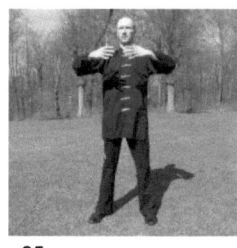

63   64   65

Die Hände werden aus der neutralen Stellung erst nach außen und dann von außen nach oben auf Brusthöhe zusammengeführt, als wenn wir jemanden in unsere Arme schließen wollen. Beim Anheben der Arme **atmen** wir tief durch die Nase **ein**, zuerst in die Brust und dann bis in den Bauchraum (Bauchatmung). (Bilder 62 - 65)

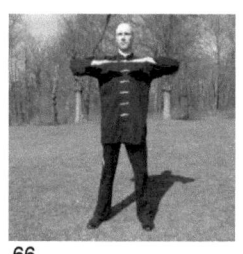 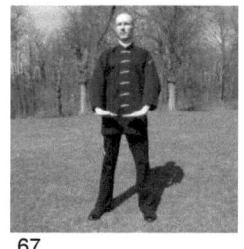 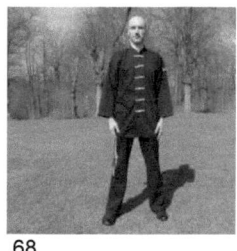

66   67   68

Die Hände werden auf Brusthöhe so gekippt, dass die Handinnenflächen nach unten und die Finger aufeinander zeigen. Die Daumen liegen an der Brust an. Dann werden die Hände nach unten gedrückt und wieder an die Seiten in die neutrale Stellung geführt. Beim Senken der Hände bis in Hüfthöhe **atmen** Sie durch den zu einem Schlitz geformten Mund wieder **aus**.
(Bilder 66 - 68)

3.3. Der Hirsch

3.3.1. Der Hirsch präsentiert sein Geweih

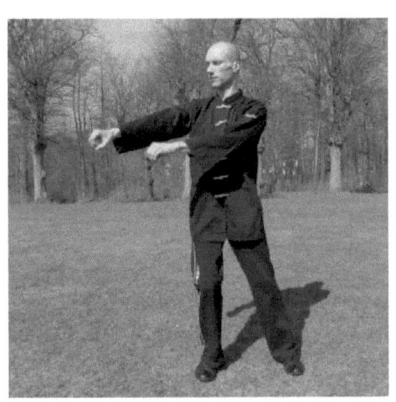 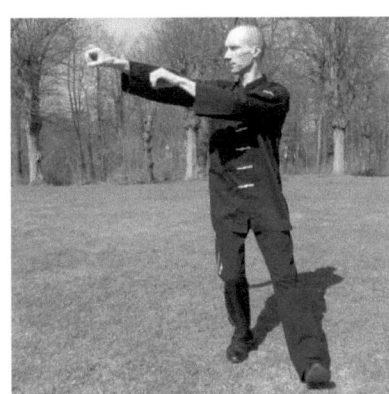

69   70

In Anschluss an Bild 68 aus der neutralen Stellung startend, formen unsere Hände Hohlfäuste und werden parallel zueinander nach rechts leicht über Schulterhöhe angehoben. Die Faustrücken zeigen zum Himmel. Das rechte Knie ist leicht gebeugt und wir verlagern unseren Körperschwerpunkt nach rechts, um das linke Bein anheben und einen Schritt nach vorne machen zu können. Der linke Fuß wird auf die Ferse aufgesetzt, die folgend als Drehpunkt verwendet wird. Der Blick ist auf die rechte Hand gerichtet und folgt der Bewegung. (Bilder 69 - 70)

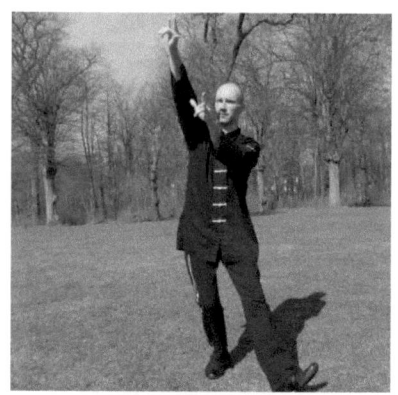

Die Arme werden weiter angehoben und in einem Bogen von rechts nach links bewegt. Gleichzeitig öffnen sich die Hohlfäuste und bilden nun Hirsch-geweihe (gem. Bild 9). Der linke Fuß wird auf der Ferse weiter gedreht und aufgesetzt.

71

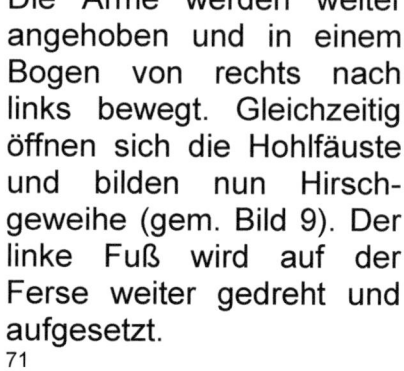

In der Endposition zeigt der vordere, linke Fuß in einem rechten Winkel mit den Zehen nach links. Der rechte Arm wird über den Kopf gestreckt. Der linke Ellenbogen wird auf der Taille aufgesetzt und der Unterarm in eine horizontale Lage gebracht.

72

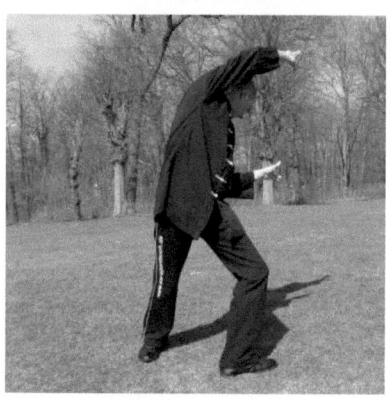

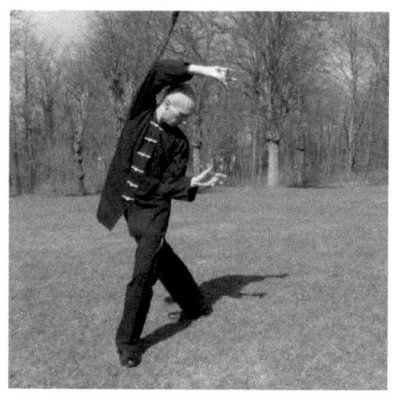

Diese seitliche Aufnahme zeigt die gleiche Position wie Bild 72. Die Finger der Hirschgeweihe zeigen nach hinten, die Handinnen-flächen nach links-außen und der Blick ist auf die rechte Ferse gerichtet. Das linke Bein ist leicht gebeugt und das rechte Bein ist

73 durchgestreckt.

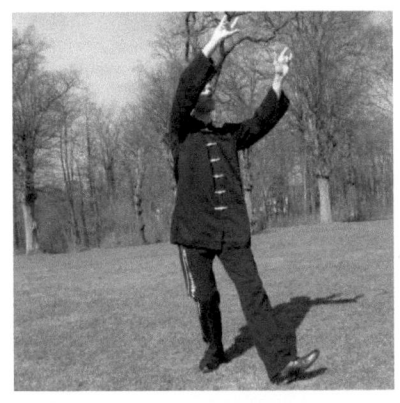

Wir lösen uns aus der Endposition, indem wir das Gewicht auf das hintere, rechte Bein verlagern und den linken Fuß wieder auf die Ferse aufstellen. Die Arme werden gestreckt parallel zueinander von links in einem Bogen über den Kopf nach rechts bewegt.

74

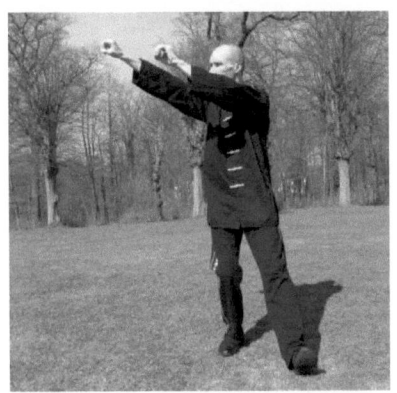

Während der Bogenbewegung formen die Hände wieder Hohlfäuste. Der Blick folgt den Händen. Der linke Fuß wird auf der Ferse zurück in die Ausgangsposition gedreht.

75

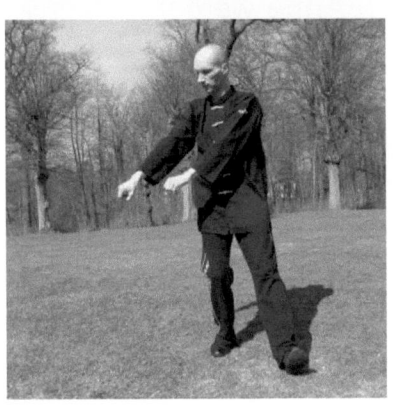

Die Arme senken sich weiter im Rahmen der Bogenbewegung und werden am Körper vorbei nach links geschwungen. Der linke Fuß wird in den Parallelstand zurückgezogen.

76

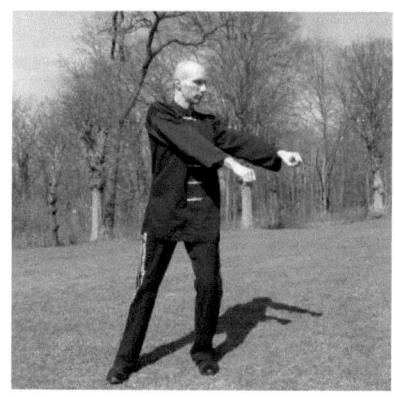

Die gestreckten Arme werden parallel zueinander weiter nach links angehoben. Das Körpergewicht wird auf das leicht gebeugte, linke Bein verlagert.

77

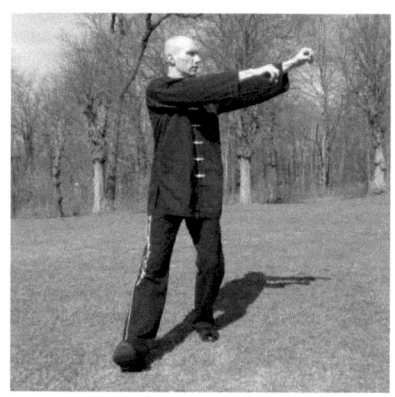

Wir setzen den rechten Fuß einen Schritt auf die Ferse nach vorne. Die Arme werden wieder etwas über Schulterhöhe angehoben. Der Blick ist auf die linke Faust gerichtet.

78

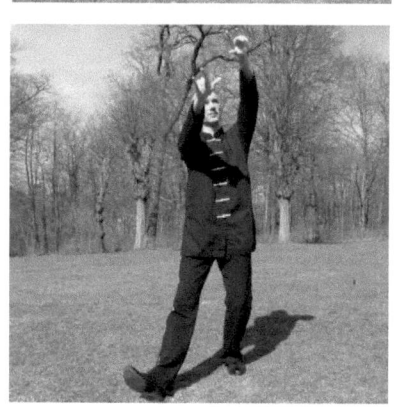

Die Arme werden gestreckt in einem Bogen über den Kopf von links nach rechts bewegt. Dabei bilden die Hände nun Hirschgeweihe. Der rechte Fuß dreht auf der Ferse und wird in einem rechten Winkel mit nach rechts zeigenden Zehen aufgesetzt.

79

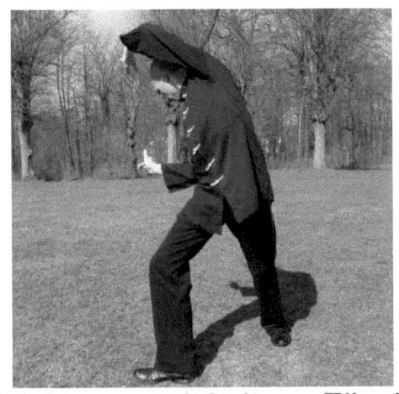

80

Das vordere Knie ist leicht gebeugt und der Körperschwerpunkt nach vorne verlagert. Das hintere Bein ist gestreckt. Der Körper ist nach rechts-hinten eingedreht mit Blick auf die linke Ferse. Der linke Arm ist in einem Bogen mit leicht angewinkeltem Ellenbogengelenk über den Kopf gestreckt, der rechte Ellenbogen ruht mit der Spitze auf der Taille und der rechte Unterarm ist in eine horizontale Lage gebracht. Die kleinen und die Zeige-Finger zeigen nach hinten, die Handinnenflächen nach rechts-außen.

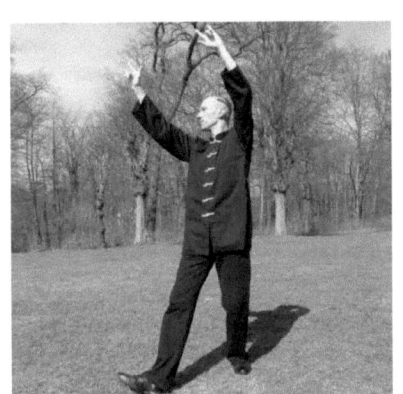

81

Das Körpergewicht wird auf das hintere, nun wieder leicht gebeugte Bein verlagert, so dass wir den rechten Fuß auf die Ferse als Drehpunkt stellen können. Die Arme werden gestreckt in einem Bogen von rechts nach links über den Kopf bewegt. Im Rahmen der Bogenbewegung werden die Hirschgeweihe zu Hohlfäusten umgeformt. Der Blick ist auf die Hände gerichtet und folgt der Bewegung.

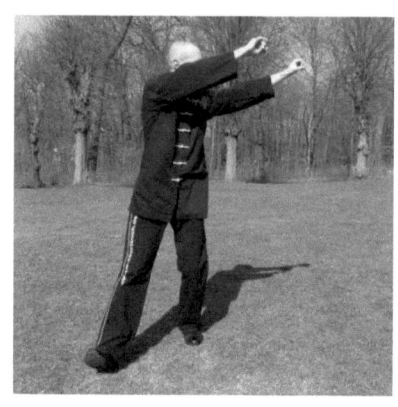

82

Die Arme werden im Rahmen der Bogen-bewegung weiter durch-geschwungen, bis sie sich wieder rechts und links vom Körper befinden. Der rechte Fuß wird in den Parallelstand zurück zum linken Fuß gezogen. Nun folgt die Wiederholung.

Atmung:
Beim Anheben der Hohlfäuste wird **eingeatmet** (Bilder 69 - 70 und 77 - 78). Die **Ausatmung** erfolgt beim Nachhintenstrecken der Hirschgeweihe in die Endposition (Bilder 72, 73, 80)

Wiederholungen:
Die Übung „Der Hirsch präsentiert sein Geweih" ist zu jeder Seite insgesamt jeweils zwei Mal auszuführen.

Wirkung:
Verbesserung der Beweglichkeit der Wirbelsäule, Stärkung der Taille, Dehnung des Blasenmeridians.

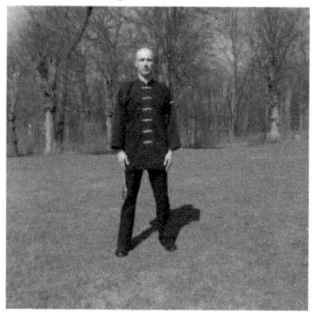

Nach allen erfolgten Wieder-holungen bei Bild 82 angekommen, begeben wir uns wieder in die neutrale, schulterbreite Stellung.

83

3.3.2. Der Hirsch läuft

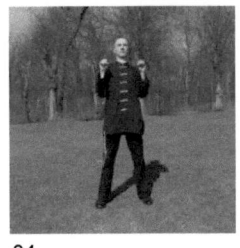 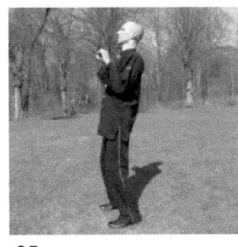 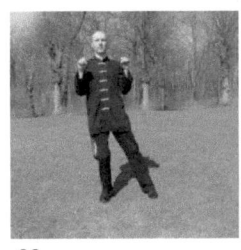

84   85   86

Beginnend aus der neutralen, schulterbreiten Stellung des Bildes 83 formen unsere Hände Hohlfäuste, die wir links und rechts am Körper bis in Schulterhöhe anheben. Unsere Knie sind leicht gebeugt und unser Körper macht eine wellenartige Bewegung. (Bild 84, sowie gleiche Stellung von der Seite auf Bild 85)
Dann verlagern wir unser Körpergewicht auf das rechte Bein. (Bild 86)

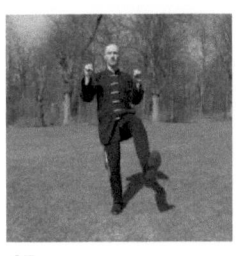 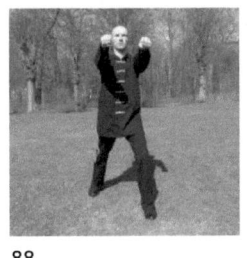 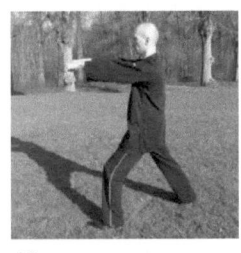

87   88   89

Wir heben das linke Bein an und machen einen Schritt vor in die linke Bogenstellung (Beschreibung der Bogenstellung siehe Bild 2). Gleichzeitig werden beide Arme in Schulterhöhe parallel zueinander nach vorne gestreckt. Die Fäuste befinden sich in einer Linie mit den Armen. Der Oberkörper ist gerade aufgerichtet.

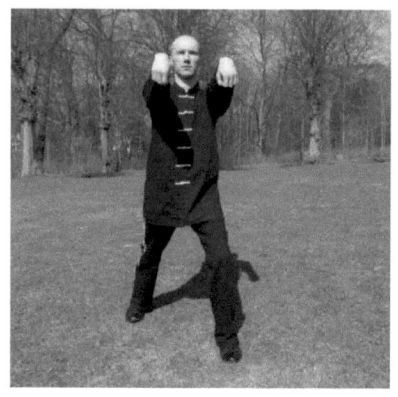
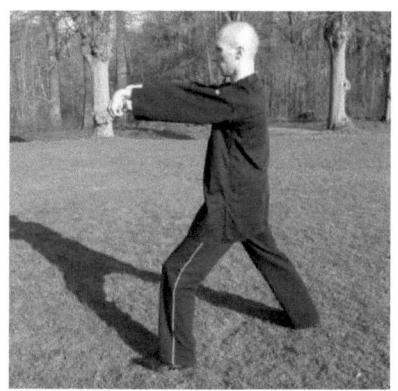

90   91

Nun kippen wir die Handgelenke nach unten, so dass der Faustrücken nicht mehr nach oben sondern nach vorne zeigt. Die gebeugten Handgelenke befinden sich in schulterbreitem Abstand zueinander. (Bild 90 Frontalansicht und Bild 91 Seitenansicht)

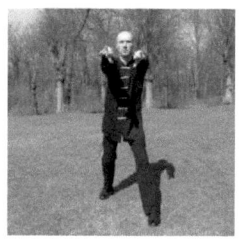
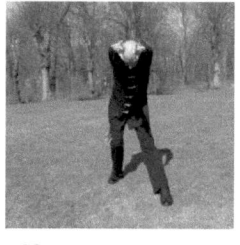
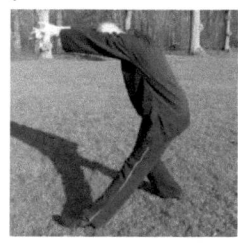

92   93   94

Wir verlagern das Gewicht auf das hintere, rechte Bein, das wir beugen. Das vordere, linke Bein strecken wir. Unser Rücken wird in einem Bogen gebeugt (sehr gut auf Bild 94 erkennbar). Der Kopf befindet sich zwischen den Armen. Das Gesicht ist zu Boden gerichtet. Die Hohlfäuste werden zu Hirschgeweihen umgeformt und die Arme drehen sich im Schultergelenk nach innen, bis sich die Handrücken gegenüberliegen.

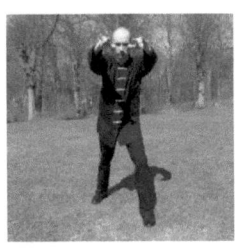 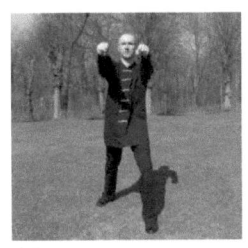 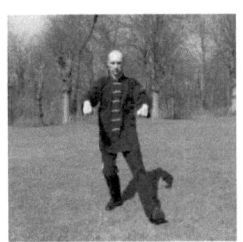

95 96 97

Der Oberkörper wird wieder in eine aufrechte Position gebracht. Das Körpergewicht wird nach vorne verlagert. Das vordere Knie wird gebeugt und das hintere Bein durchgestreckt, bis wir uns wieder in der linken Bogenstellung befinden. Die Arme werden im Schultergelenk nach außen gedreht und die Hirschgeweihe in Hohlfäuste mit nach oben gerichteten Faustrücken umgebildet. (Bilder 95 - 96)

Dann wird das Gewicht auf das hintere Bein verlagert, um den vorderen Fuß wieder in die Parallelstellung zurückziehen zu können. Gleichzeitig werden die Arme abgesenkt. (Bild 97)

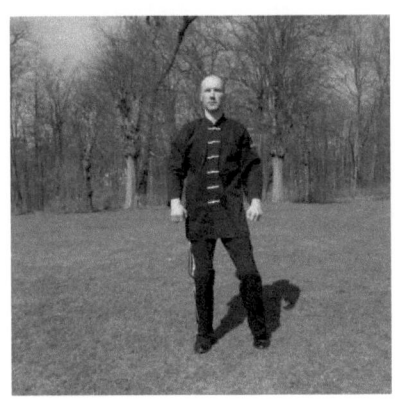

98

Die Arme befinden sich nun rechts und links vom Körper. Die Hohlfäuste werden beibehalten. Der zurück- gezogene, linke Fuß wird auf dem Fußballen abgestellt.

39

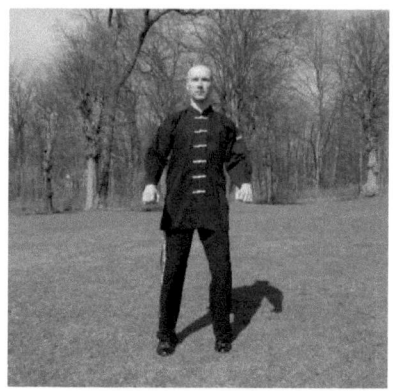

99

Nun drücken wir uns auch mit dem rechten Fuß hoch auf den Fußballen, so dass wir für einen kurzen Moment mit beiden Füßen gleichzeitig auf den Fußballen stehen.

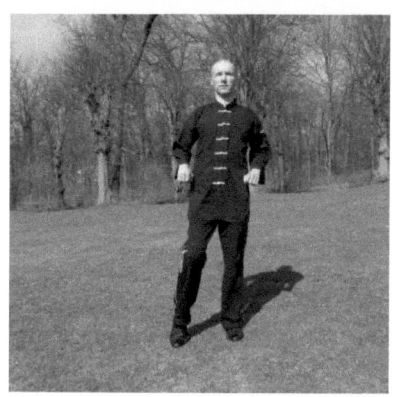

100

Wir senken den linken Fuß auf die komplette Fußsohle ab. Der rechte Fuß bleibt auf dem Fußballen. Die Hohlfäuste werden nun wieder rechts und links vom Körper angehoben.

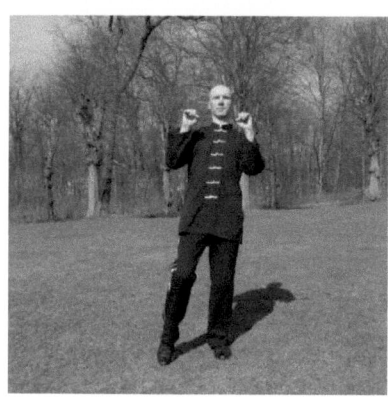

101

Die Hohlfäuste werden bis auf Schulterhöhe ange-hoben. Wir begeben uns in eine leichte Rückenlage. Das Körpergewicht wird auf das linke Bein verlagert.

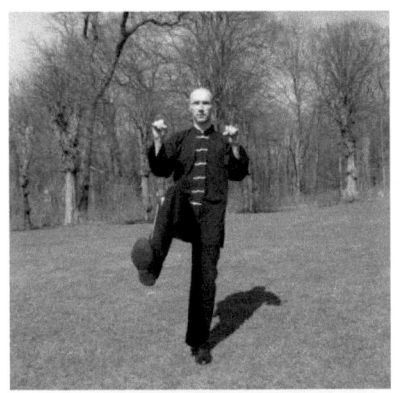

102

Das rechte Bein wird angehoben und mit einem Schritt vorwärts in die rechte Bogenstellung abgesetzt.

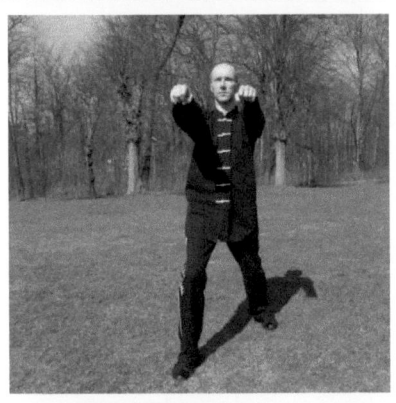

103

Die Arme werden parallel in Schulterhöhe nach vorne gestreckt. Die Hohlfäuste befinden sich in einer Linie mit den Armen mit nach oben zeigenden Faustrücken in schulterweitem Abstand zueinander.

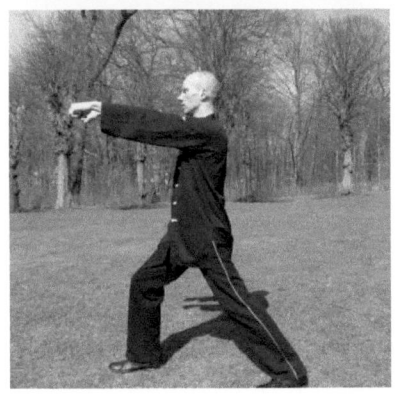

104

Dies ist die Seitenansicht der rechten Bogenstellung mit nach vorne gestreckten Armen.

41

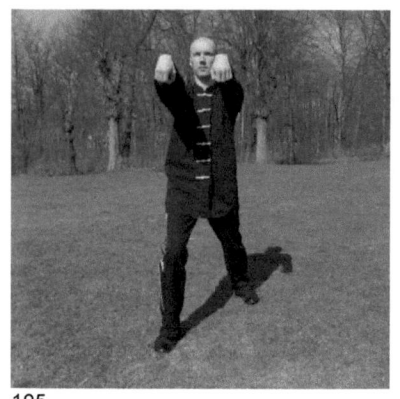 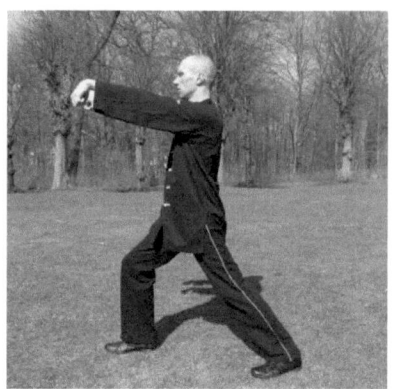

105 106

Wir kippen die Fäuste im Handgelenk nach vorne-unten, so dass die Faustrücken nun nach vorne zeigen. (Bild 105 Frontalansicht, Bild 106 Seitenansicht)

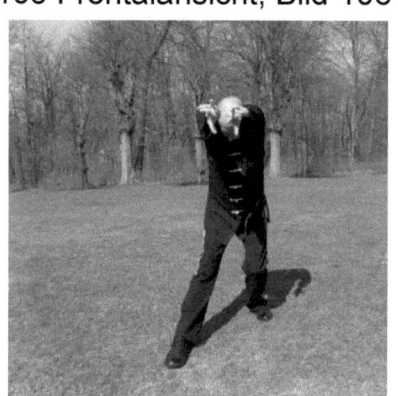 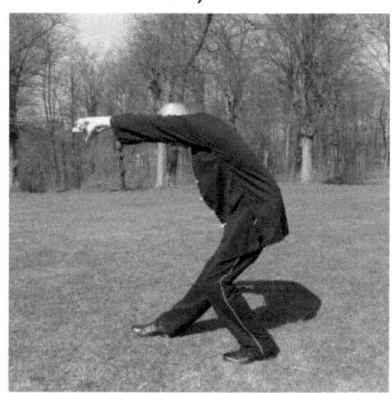

107 108

Wir verlagern das Gewicht auf das hintere, linke zu beugende Bein und strecken das vordere Bein. Unser Rücken wird in einem Bogen gebeugt. Der Kopf befindet sich zwischen den Armen. Das Gesicht ist zu Boden gerichtet. Die Hohlfäuste werden zu Hirschgeweihen umgeformt und die Arme drehen sich im Schultergelenk nach innen, bis sich die Handrücken gegenüberliegen.

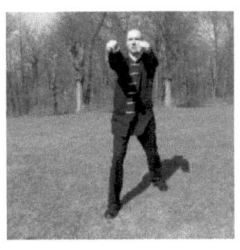 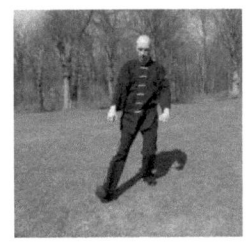 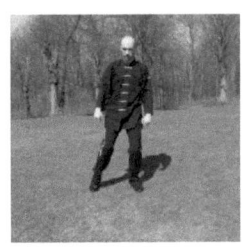

109 110 111

Der Oberkörper wird in eine aufrechte Position gebracht. Der Kopf ist aufgerichtet in Verlängerung der Wirbelsäule. Wir bringen unser Körpergewicht wieder nach vorne. Das rechte Bein ist leicht gebeugt und das hintere Bein gestreckt. Wir befinden uns in der rechten Bogenstellung. Die Arme werden im Schultergelenk nach außen gedreht. Die Hirschgeweihe werden in Hohlfäuste umgewandelt. Die Faustrücken zeigen nach oben. Die Handgelenke sind gestreckt. (Bild 109)

Dann werden die Arme unter Beibehaltung der Hohlfäuste abgesenkt, bis sie sich rechts und links vom Körper befinden. Das Gewicht wird auf das linke, hintere Bein verlagert, so dass der rechte Fuß über die Ferse rollend angehoben und in den Parallelstand zurückgezogen werden kann. (Bild 110)

Der zurückgezogene, rechte Fuß wird auf dem Fußballen abgesetzt. Jetzt erfolgt der bereits beschriebene Fußwechsel (Bild 99 - 100, jetzt nur in umgekehrter Reihenfolge, also vom rechten auf den linken Fußballen) und alles beginnt von vorn. (Bild 111)

Atmung:
Beim Vorstrecken der Hohlfäuste **ausatmen** (z.B. Bilder 88, 90, 103, 105). Bei der Zurückverlagerung des

43

Körpergewichtes und Einnehmen der Körper-
bogenhaltung (z.B. Bilder 93, 94, 107, 108) **einatmen**.
Beim nachfolgenden Nachvornegehen (z.B. Bilder 95, 96,
109) wieder ausatmen. Die Atmung ist selbstverständlich
für die Ausführung zu beiden Seiten gleich.

Wiederholungen:
Die Übung „Der Hirsch läuft" ist zu jeder Seite insgesamt
jeweils zwei Mal auszuführen.

Wirkung:
Dehnung der Schulter- und Rückenmuskulatur,
Aktivierung des Mingmen durch Qi und dadurch
Kräftigung angeborenen und nach der Geburt
aufgenommenen Qi´s, Förderung der Qi-Zirkulation durch
den Dumai-Meridian, Aktivierung des Yang-Qi des
ganzen Körpers, Dehnung des Nieren- und
Blasenmeridians.

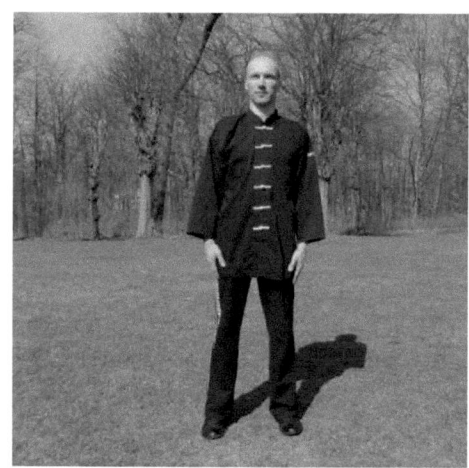

112

Nachdem die Übung
zu beiden Seiten
jeweils zwei Mal aus-
geführt wurde, wird
die neutrale, schulter-
breite Stellung einge-
nommen.

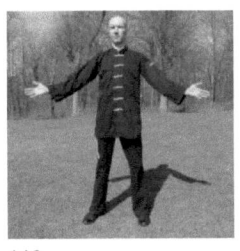 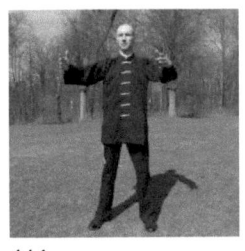 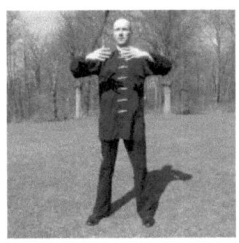

113   114   115

Wir kommen zur Zwischenabschlussübung. Die Hände werden aus der neutralen Stellung erst nach außen und dann von außen nach oben auf Brusthöhe zusammengeführt, als wenn wir jemanden in unsere Arme schließen wollen. Beim Anheben der Arme **atmen** wir tief durch die Nase **ein**, zuerst in die Brust und dann bis in den Bauchraum (Bauchatmung). (Bilder 113 - 115)

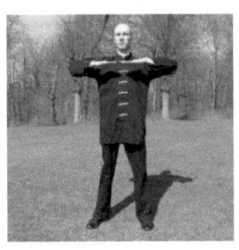 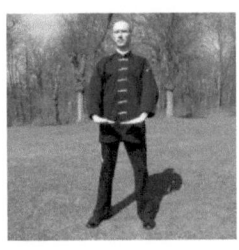 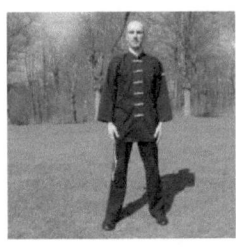

116   117   118

Die Hände werden auf Brusthöhe so gekippt, dass die Handinnenflächen nach unten und die Finger aufeinander zeigen. Die Daumen liegen an der Brust an. Dann werden die Hände nach unten gedrückt und wieder an die Seiten in die neutrale Stellung geführt. Beim Senken der Hände bis in Hüfthöhe **atmen** Sie durch den zu einem Schlitz geformten Mund wieder **aus**.
(Bilder 116 - 118)

3.4. Der Bär

3.4.1. Der Bär dreht seinen Oberkörper

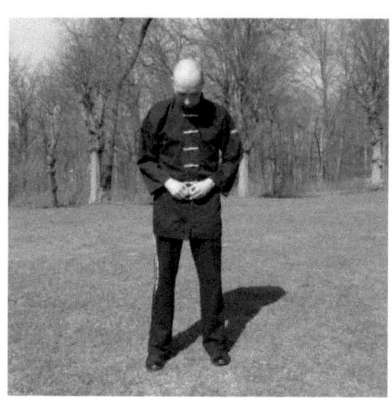

119

Startend aus der neutralen Stellung von Bild 118 beugen wir den Kopf und den Schulterbereich leicht nach vorne. Die Hände bilden Bärentatzen (gemäß Bild 10), die wir einander an den Daumen berührend, mit den gebeugten Fingern aufeinander zeigend unterhalb des Bauchnabels auf den Körper auflegen. Die Unterarme liegen locker auf den Hüften. Die Ellenbogen sind leicht gebeugt. Der Blick ist auf die Bärentatzen gerichtet.

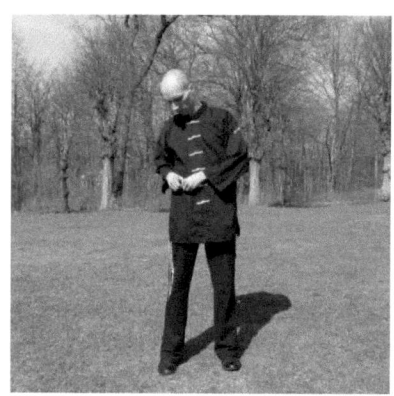

120

Wir drehen den Oberkörper in der Taille entgegen des Uhrzeigersinns von rechts nach links. Die Hüften werden nicht bewegt und bleiben nach vorne gerichtet. Die Bärentatzen drehen mit und umkreisen dabei den Bauchnabel, die ganze Zeit den Körper berührend. Die Augen folgen der Rotation des Oberkörpers.

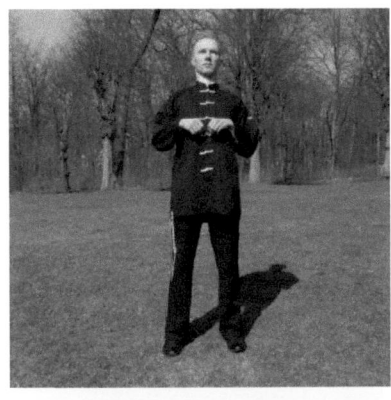

121

Der Oberkörper dreht weiter und geht dabei im oberen Teil der Rotation in eine leichte Rückenlage. (Bild 121)

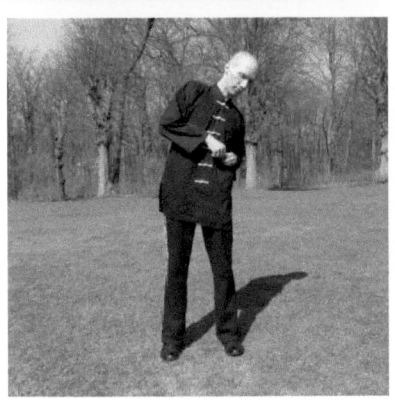

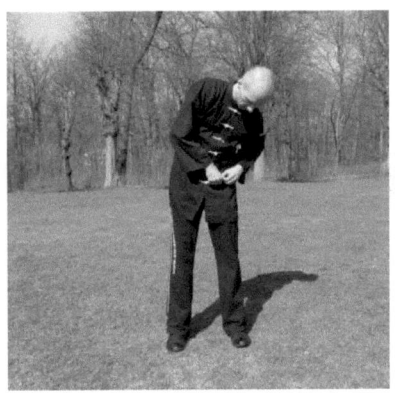

122

123

Der Oberkörper wird weiter in der Taille gedreht (Bilder 122 - 124). Die Bärentatzen umkreisen den Bauchnabel.

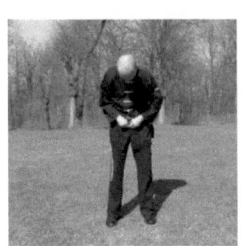

124

Auf Bild 124 haben wir eine Umdrehung vollendet. Es schließt sich eine weitere Umdrehung in der gleichen Richtung gemäß Bildern 120 bis 124 an. Wenn wir nach der zweiten Umdrehung bei Bild 124 wieder angekommen sind, findet ein stopploser Richtungswechsel statt.

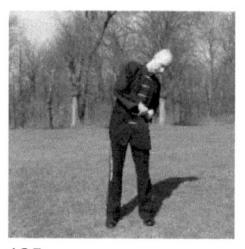 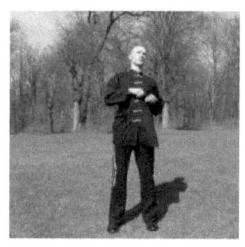 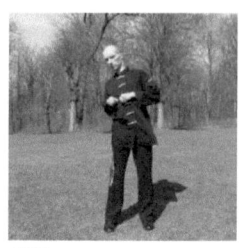

125 126 127

Ab Bild 125 drehen wir nun den Oberkörper in der Taille im Uhrzeigersinn von links nach rechts. Die Bärentatzen drehen um den Bauchnabel mit.

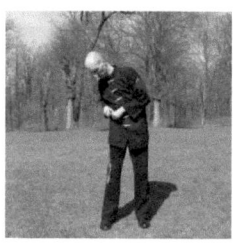 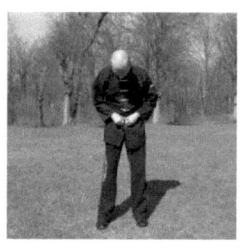 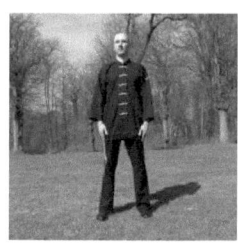

128 129 130

Auf Bild 129 haben wir wieder eine Umdrehung in der neuen Richtung vollendet. Es erfolgt eine weitere Runde in der gleichen Richtung gemäß den Bildern 125 bis 129. Dann begeben wir uns in die neutrale Stellung des Bildes 130. Die Hände sind geöffnet und hängen locker rechts und links vom Körper.

Atmung:
Bei der Aufwärtsdrehbewegung des Körpers **einatmen** (Bilder 119 - 121 und 125 - 126) und bei der Abwärtsbewegung **ausatmen** (Bilder 122 - 124 und 127 - 129).

Wiederholungen:
Jeweils 2 Umdrehungen in jede Richtung.

Wirkung:
Training der Rückenmuskulatur, Förderung der Zirkulation des inneren Qi insbesondere zum Dantian und damit Verbesserung der Funktion von Magen und Milz, massierender Effekt für die Verdauungsorgane (gegen Verdauungsstörungen, Appetitlosigkeit, Blähungen, Verstopfung oder Durchfall).

3.4.2. <u>Der Bär wiegt sich</u>

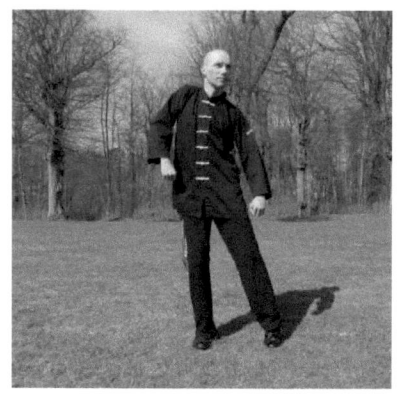

131

Beginnend aus der neutralen Stellung des Bildes 130, verlagern wir das Gewicht auf das leicht gebeugte, rechte Bein und heben das linke Bein beginnend in der Hüfte (!) an. Die Hände formen Bärentatzen. Erst nachdem die Hüfte das Anheben des Beines eingeleitet hat, wird das Knie angewinkelt und das linke Bein bis in Hüfthöhe angehoben.

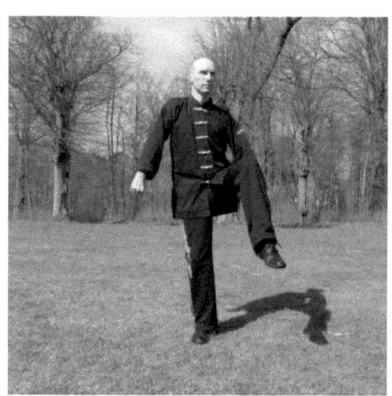
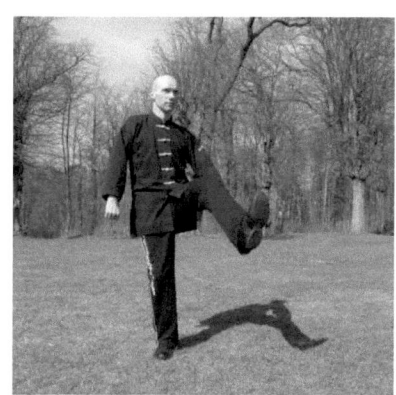

132   133

Das linke Bein wird einen Schritt nach links-vorne abgesetzt. Dabei ist der Blick in Schrittrichtung gerichtet. (Bilder 132 - 133)

50

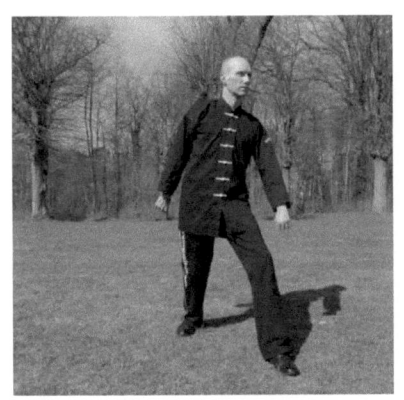
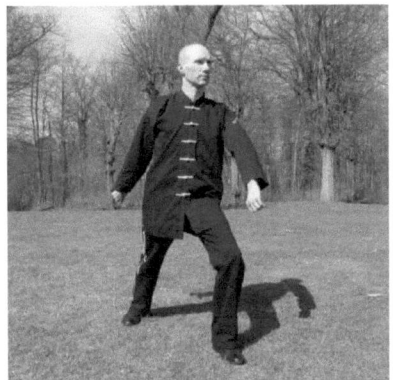

134   135

Der linke Fuß wird nach vorne auf die gesamte Fußsohle aufgesetzt. Wir lassen dabei den Fuß durch die Schwere des Körpergewichts zu Boden fallen. Fuß- und Kniegelenk sind dabei locker entspannt, so dass wir die Erschütterung des Auftretens bis in das Hüftgelenk spüren können. Wir stehen in der Endposition in der linken Bogenstellung. Das vordere Knie ist leicht gebeugt und das hintere Bein ist durchgestreckt. Der linke Arm wird nach vorne bis in Kniehöhe durchgeschwungen und in sich gedreht, dabei zeigt der Faustrücken zur rechten Seite. Der rechte Arm wird nach hinten geschwungen, wobei der Faustrücken nach vorne zeigt. Die linke Schulter bewegt sich mit nach vorne und die rechte Schulter wird dagegen zurückgezogen, so dass die Körpervorderseite schräg nach rechts zeigt. (Bilder 134 - 135)

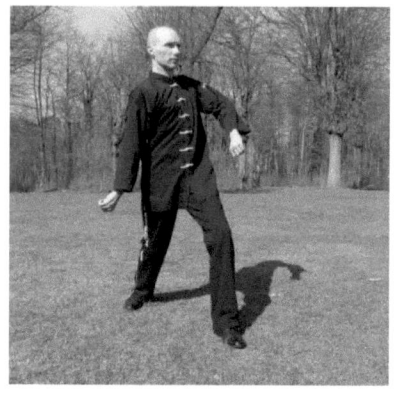

136

Nun wird die Gegen-
bewegung eingeleitet. Die
linke Schulter wird in einer
Aufwärtsbewegung nach
hinten gebracht und der
Arm schwingt nach hinten.
Die rechte Schulter bewegt
sich dagegen nach vorne,
der rechte Arm wird
ebenfalls nach vorne
durchgeschwungen.

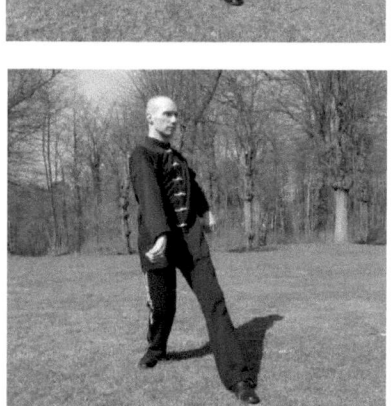

Der Oberkörper dreht sich
nach links. Das vordere
Bein streckt sich, wogegen
jetzt das hintere Knie leicht
gebeugt ist. Das Gewicht
wird von vorne nach hinten
verlagert.

137

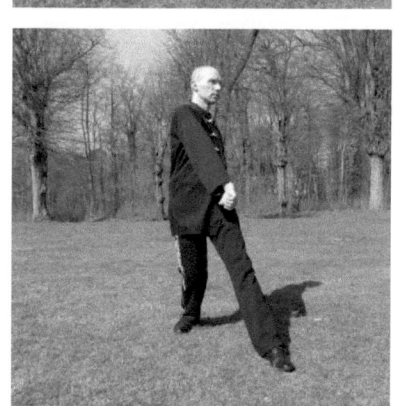

Der rechte Arm wird bis
Kniehöhe des linken
Beines vorgebracht. Der
Faustrücken zeigt zur
linken Seite. Der
Faustrücken des nach
hinten geschwungenen
linken Armes zeigt nach
vorne. Der Blick ist nach
vorne-links gerichtet.

138

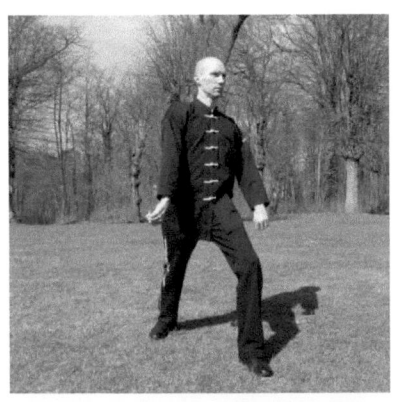

139

Das Körpergewicht wird wieder auf das zu beugende, vordere Bein verlagert, das hintere Bein wird gestreckt. Die rechte Schulter wird in einer Aufwärtsbewegung nach hinten gebracht. Der Arm schwingt nach hinten durch.

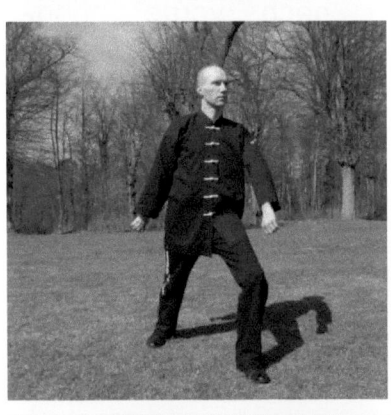

140

Die linke Schulter wird nach vorne gebracht. Der linke Arm schwingt nach vorne, bis sich die Hohlfaust in Kniehöhe befindet. Der Faustrücken zeigt nach rechts. Der Faustrücken der hinteren Faust zeigt nach vorne.

Der Oberkörper ist schräg nach rechts gerichtet.

Dann stoßen wir uns mit dem hinteren Fuß vom Boden ab, um den Seitenwechsel einzuleiten.

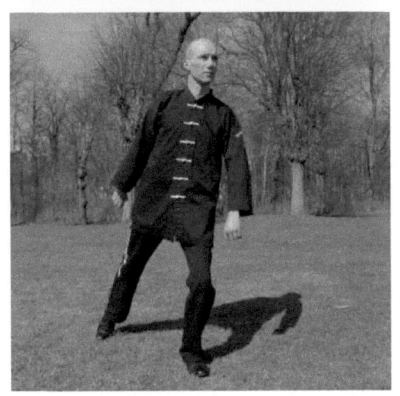

141

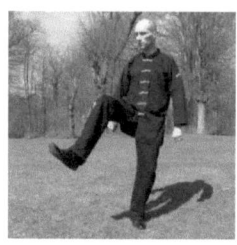 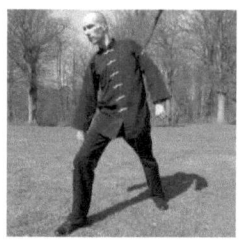 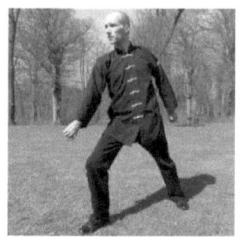

142   143   144

Das Anheben erfolgt zunächst in der Hüfte, dann das Knie beugen, das Bein in Hüfthöhe bringen und einen Schritt nach vorne in die rechte Bogenstellung absetzen. Rechte Schulter und Arm nach vorne bringen, Faustrücken zeigt nach links. Gleichzeitig schwingt der linke Arm nach hinten. Der linke Faustrücken zeigt nach vorne. (Bilder 142 - 144)

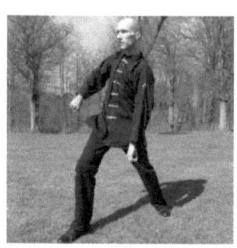 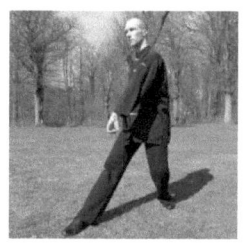 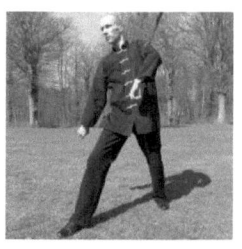

145   146   147

Gewicht nach hinten verlagern, hinteres Bein beugen, vorderes Bein strecken. Rechte Schulter in einer Aufwärtsbewegung nach hinten bringen, rechten Arm nach hinten schwingen mit Faustrücken nach vorne. Linke Schulter und linken Arm mit Faustrücken nach rechts zeigend nach vorne bringen. Oberkörper nach rechts eindrehen. (Bilder 145 - 146)
Dann wieder Gegenbewegung einleiten mit Gewichtsverlagerung nach vorne und entgegengesetzter Schulter- und Armbewegung. (Bild 147)

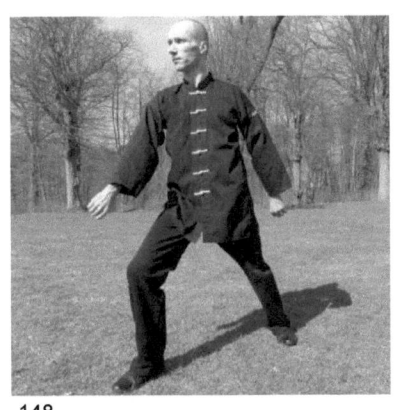 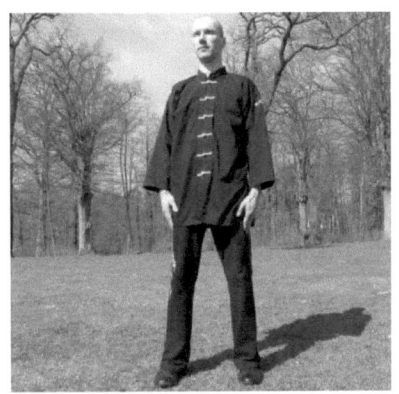

148   149

Bei Bild 148 ist die Bewegung auf der rechten Seite abgeschlossen. Die rechte Bogenstellung ist erreicht, die rechte Hohlfaust befindet sich in Höhe des vorderen Knies mit Faustrücken nach links zeigend. Der linke Arm ist hinter den Rücken gebracht, der Faustrücken zeigt nach vorne. Der Oberkörper zeigt schräg nach links. Aus dieser Position stoßen wir uns wieder mit dem linken Fuß von hinten ab, um die wiegende Bewegung des Bären erneut zur linken und dann noch einmal zur rechten Seite wie bereits beschrieben auszuführen. Nach der letzten Wiederholung würden wir uns aus der Position von Bild 148 in die neutrale Stellung des Bildes 149 bewegen, indem wir das linke, hintere Bein in den Parallelstand nach vorne bringen, die Hohlfäuste öffnen und beide Arme links und rechts vom Körper in Position bringen.

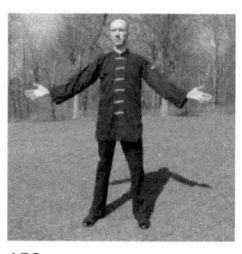 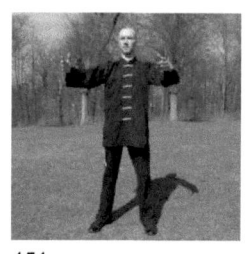 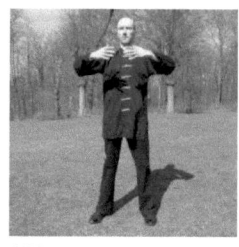

150   151   152

Wir kommen zur Zwischenabschlussübung. Die Hände werden aus der neutralen Stellung erst nach außen und dann von außen nach oben auf Brusthöhe zusammengeführt, als wenn wir jemanden in unsere Arme schließen wollen. Beim Anheben der Arme **atmen** wir tief durch die Nase **ein**, zuerst in die Brust und dann bis in den Bauchraum (Bauchatmung). (Bilder 150 - 152)

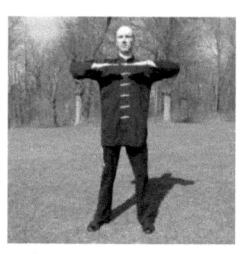 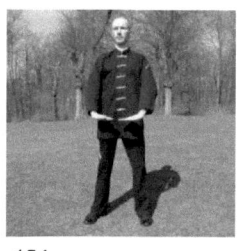 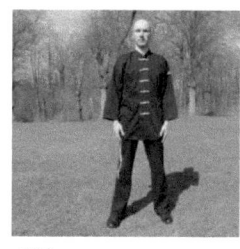

153   154   155

Die Hände werden auf Brusthöhe so gekippt, dass die Handinnenflächen nach unten und die Finger aufeinander zeigen. Die Daumen liegen an der Brust an. Dann werden die Hände nach unten gedrückt und wieder an die Seiten in die neutrale Stellung geführt. Beim Senken der Hände bis in Hüfthöhe **atmen** Sie durch den zu einem Schlitz geformten Mund wieder **aus**.
(Bilder 153 - 155)

Atmung:
Beim Anheben des nach vorne zu setzenden Fußes wird **eingeatmet** (Bilder 132 - 133, 142). Die **Ausatmung** erfolgt beim Aufsetzen des Fußes verbunden mit dem Ausstoß des Lautes „HE". (Bilder 134, 143)

Wiederholungen:
Die Übung „Der Bär wiegt sich" ist zu jeder Seite insgesamt jeweils zwei Mal auszuführen (= insgesamt 4 Schritte nach vorn).

Wirkung:
Anpassung der Magen- und Milzfunktion durch die Drehbewegung des Oberkörpers, Stärkung der Hüftgelenkmuskulatur, Förderung des Gleich-gewichtssinns, Stärkung der Bein- und Schultermuskulatur.

3.5. Der Affe

3.5.1. Der Affe hebt seine Hakenhände

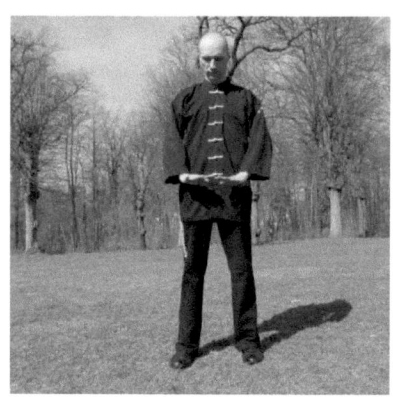

156

Startend aus der neutralen Stellung des Bildes 155 heben wir die Hände mit zum Boden gerichteten Handinnenflächen vor dem Unterleib an. Der Blick ist auf die Handrücken gerichtet.

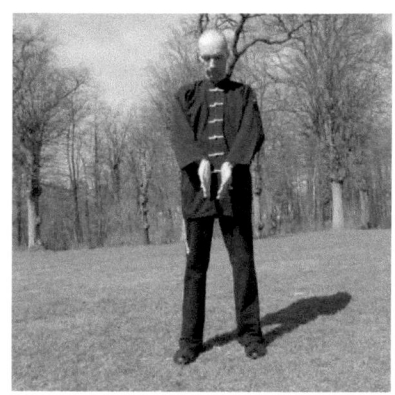

157

Die Hände werden nach innen gekippt, so dass die Handrücken aufeinander zeigen. Die Finger zeigen schräg zu Boden.

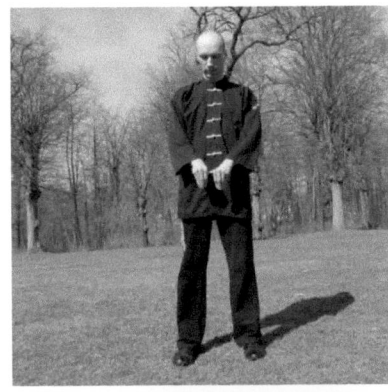

158

Die Hände werden in einer schnellen, nach außen gerichteten Dreh- und Schließbewegung zu Affenhakenhänden geformt. Eine Nahaufnahme finden Sie bei Bild 11, S. 15. Die Fingerspitzen der nach unten gestreckten Finger berühren sich.

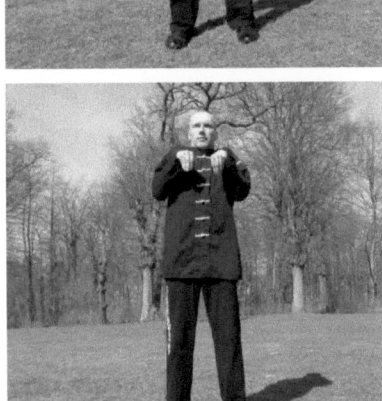

159

Die Hakenhände werden etwas über Brusthöhe angehoben, wobei die Arme stark angewinkelt am Körper anliegen. Die Schultern werden hoch- und nach vorn gezogen. Der obere Rücken ist rund. Wir begeben uns auf die Fußballen. Kopf und Blick sind nach vorne gerichtet.

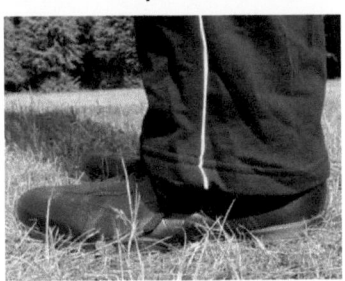

160   161

Die Bilder 160 - 161 zeigen das Fersenanheben des Bildes 159.

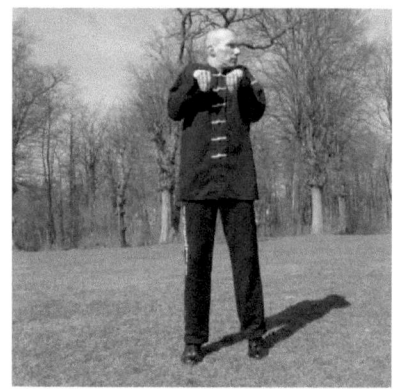

162

Der Kopf und der Blick werden nach links gerichtet. Wir befinden uns immer noch auf den Fußballen.

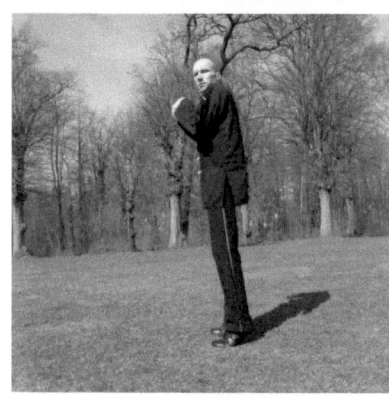

163

Die Stellung ist die gleiche wie auf Bild 162 nur von der Seite aufgenommen.

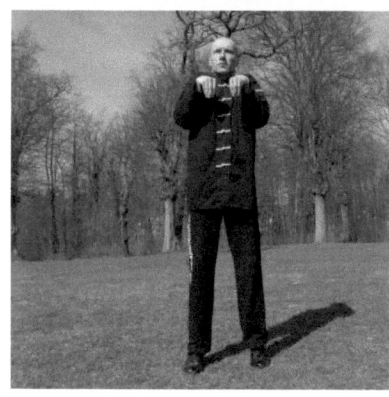

164

Der Kopf und der Blick werden wieder nach vorn gerichtet.

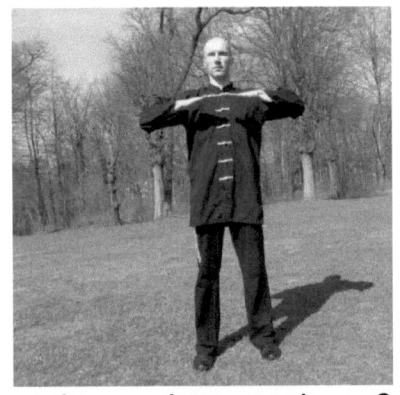

165

Die Schultern werden gesenkt und die Hakenhände geöffnet. Die Handinnenflächen zeigen zu Boden, die Finger sind aufeinander gerichtet. Die Ellenbogen sind angewinkelt, liegen aber nicht mehr am Körper an sondern zeigen nach außen. Die Daumen liegen am Körper an. Die Fersen werden zu Boden gesenkt, bis wieder die gesamten Fußsohlen aufliegen.

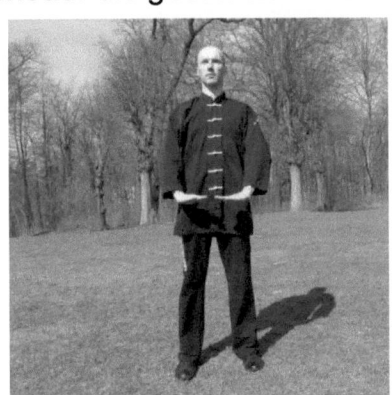

166

Die Hände werden bis in Höhe des Unterleibs nach unten gedrückt.
Als nächstes richten wir den Blick auf die Handrücken und alles beginnt von vorn.

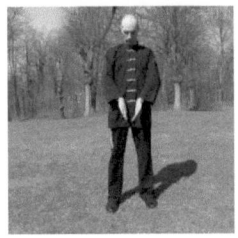

167

Die Hände werden nach innen gekippt, so dass die Handrücken aufeinander zeigen. Die Finger zeigen schräg zu Boden.

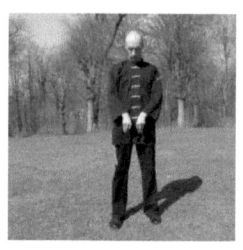 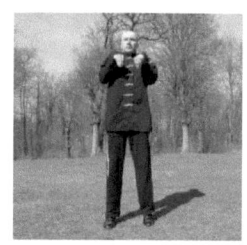 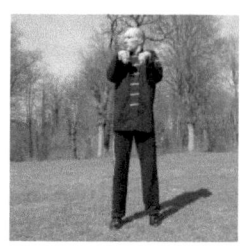

168   169   170

Die Hände werden in einer schnellen, nach außen gerichteten Dreh- und Schließbewegung zu Affenhakenhänden geformt. Eine Nahaufnahme finden Sie auf Bild 11. Die Fingerspitzen der nach unten gestreckten Finger berühren sich. (Bild 168)

Die Hakenhände werden etwas über Brusthöhe angehoben, wobei die Arme stark angewinkelt am Körper anliegen. Die Schultern werden hoch- und nach vorn gezogen. Der obere Rücken ist rund. Wir begeben uns auf die Fußballen. Kopf und Blick sind nach vorne gerichtet. (Bild 169)

Der Kopf und der Blick werden nach rechts gerichtet. Wir befinden uns immer noch auf den Fußballen. (Bild 170)

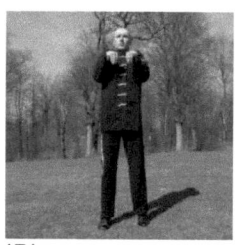 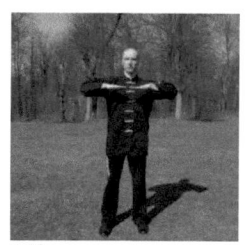 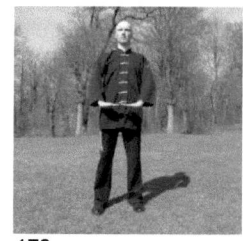

171   172   173

Der Kopf und der Blick werden wieder nach vorn gerichtet. (Bild 171)

Die Schultern werden gesenkt und die Hakenhände geöffnet. Die Handinnenflächen zeigen zu Boden, die Finger sind aufeinander gerichtet. Die Ellenbogen sind angewinkelt, liegen aber nicht mehr am Körper an sondern zeigen nach außen. Die Daumen liegen am Körper an. Die Fersen werden zu Boden gesenkt, bis wieder die gesamten Fußsohlen aufliegen. (Bild 172)

Die Hände werden bis in Höhe des Unterleibs nach unten gedrückt. (Bild 173)

Nachdem wir nun die Bewegung jeweils mit einer Kopfdrehung nach links und nach rechts absolviert haben, beginnen wir wieder bei Bild 156 mit einem erneuten Durchlauf.

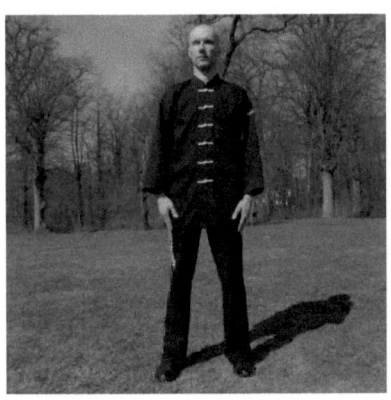

174

Nach Vollendung des zweiten Durchlaufes begeben wir uns nach der Position des Bildes 173 in die neutrale Stellung des Bildes 174.

Atmung:
Beim Anheben der Hakenhände und der Fersen wird **eingeatmet** (Bilder 159-162, 169-170). Die **Ausatmung** erfolgt beim Herunterdrücken der Hände (Bilder 165-166, 172-173).

Wiederholungen:
Die Übung „Der Affe hebt seine Hakenhände" ist zu jeder
Seite insgesamt jeweils zwei Mal auszuführen.

Wirkung:
Das schnelle Formen der Hakenhände des Affen
verbessert die neuromuskuläre Reaktionsfähigkeit;
Massierung des Herzens und Förderung der
Blutversorgung des Gehirns durch die auf die Blutgefäße
des Halses einwirkenden Übungen; Stärkung der
Beinmuskulatur und Förderung des Gleichgewichtssinnes
durch die Balancierung auf den Fußballen; Dehnung des
Herz- und Dünndarmmeridians.

3.5.2. Der Affe pflückt den Pfirsich

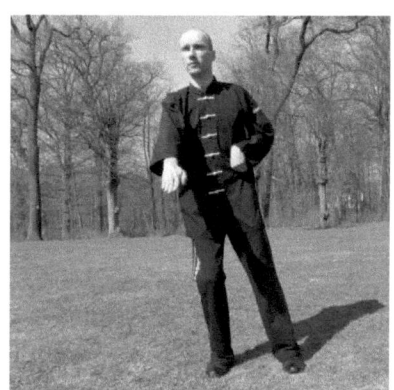

175

Beginnend aus der Position
des Bildes 174 verlagern
wir das Körpergewicht auf
das rechte, leicht gebeugte
Bein. Die linke Hand wird
zur Hakenhand geformt
und an die Taille gelegt, der
linke Ellenbogen ist
gebeugt. Die rechte Hand
wird nach vorne-unten gestreckt.

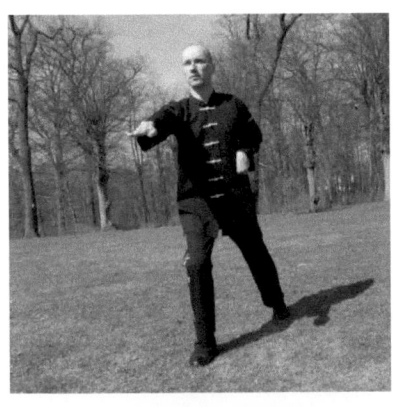

176
Das linke, entlastete Bein wird nach hinten gestreckt und abgesetzt. Der rechte, gestreckte Arm wird in Brusthöhe angehoben und beschreibt anschließend eine Bogenbewegung zunächst nach unten und dann wieder nach oben-links.

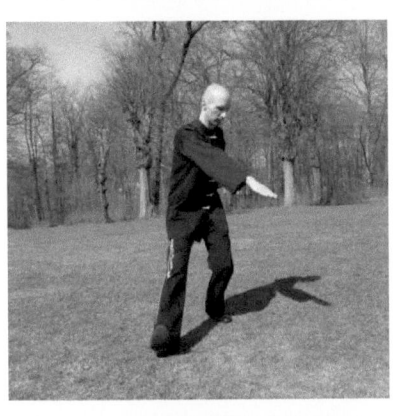

177
Das Gewicht wird auf das hintere, zu beugende Bein verlagert, das vordere Bein wird gestreckt und ist nur noch auf der Ferse aufgesetzt. Der Körper wendet sich zur linken Seite, gefolgt vom rechten, gestreckten Arm. Der Blick folgt der rechten Hand.

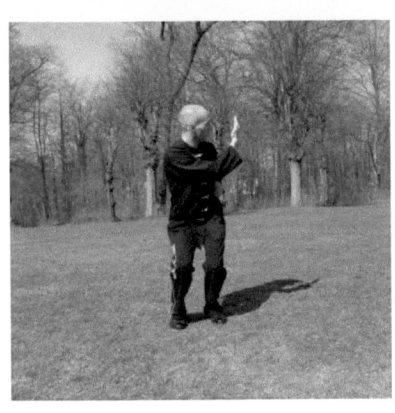

178

Das rechte Bein wird zurückgezogen und mit dem Fußballen in die T-Stellung neben den linken Fuß gestellt. Der rechte Ellenbogen wird gebeugt und die rechte Hand wird in Kopfhöhe gebracht.

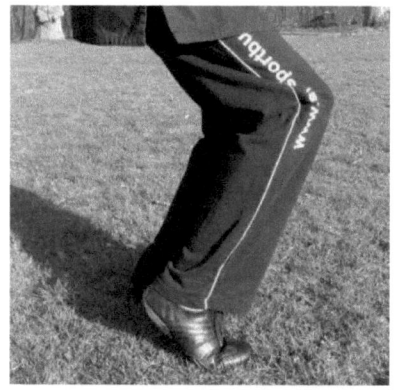

179
In der Nahaufnahme sehen wir die rechte T-Stellung.
Die Füße stehen parallel ca. 10 bis 20 cm auseinander. Beide Knie sind gebeugt. Der linke Fuß steht komplett auf der Fußsohle, während der rechte Fuß auf dem Fußballen ruht.

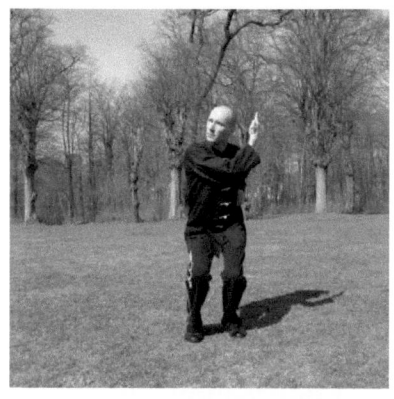

180

Der Kopf wird nach rechts gedreht. Der Blick ist nach rechts-oben gerichtet.
Die rechte Handinnen-fläche ist auf den Kopf gerichtet.

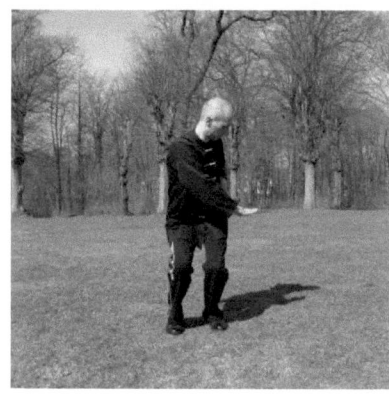

181

Die rechte Hand wird in Hüfthöhe abgesenkt, wobei die Hand so gedreht wird, dass nun die Handfläche zu Boden und die Finger nach hinten zeigen. Der Blick ist auf den rechten Hand-rücken gerichtet.

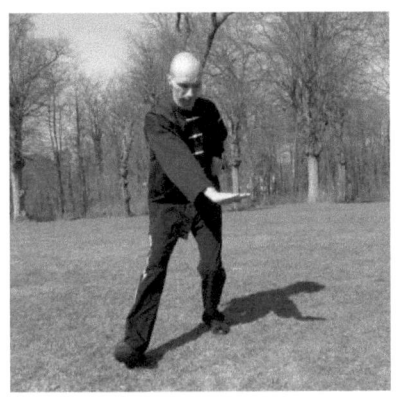

182
Der rechte Fuß wird einen Schritt vor auf die Ferse gesetzt. Die rechte Hand wird in einem Bogen auf Hüfthöhe von links vor den Körper gebracht. Die Bewegung gleicht der Wischbewegung mit einem Lappen über einen Tisch.

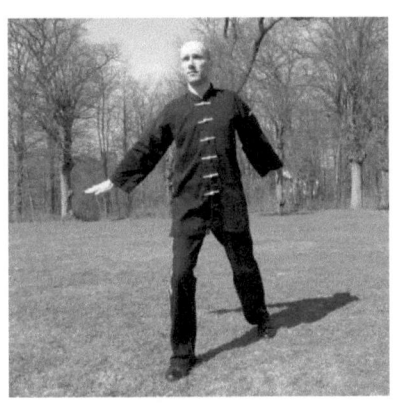

183

Der vordere Fuß wird auf die ganze Fußsohle aufgesetzt und das Körpergewicht nach vorne verlagert. Die rechte Hand wird in der Bogenbewegung („Tisch- wischbewegung") nach rechts weitergeführt. Die linke Hakenhand öffnet sich und wird in einer Ausholbewegung samt Arm nach hinten gestreckt.

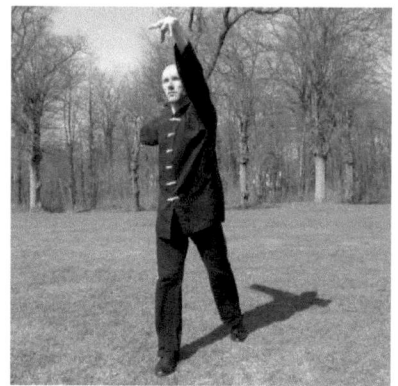

184

Beide Knie werden gestreckt. Der hintere, linke Fuß ist nur noch auf dem Fußballen aufgesetzt. Der rechte Arm wird nach hinten-aufwärts bis auf Schulterhöhe angehoben. Die Hand formt eine Hakenhand mit nach unten gerichteten Fingern. Der linke Arm wird in einem Bogen von hinten über den Kopf nach vorne gebracht. Die Hand greift nach einem imaginären Pfirsich am Baum.

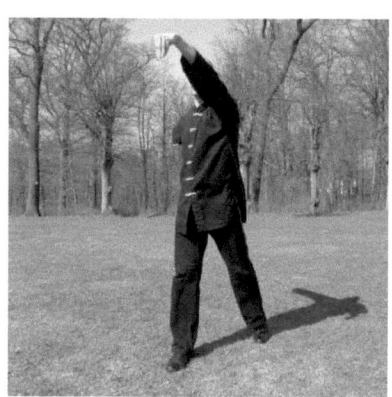

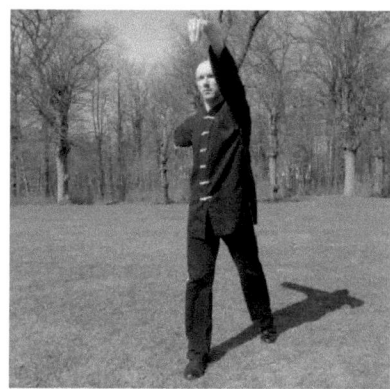

185   186

Die linke Hand schließt sich um den Pfirsich. (Bild 185)
Der Pfirsich wird nach oben abgepflückt, wobei Hand und Arm ein Stück nach oben bewegt werden. Auch die linke Hand formt eine Hakenhand des Affen. Der Blick ist auf den Pfirsich gerichtet. (Bild 186)

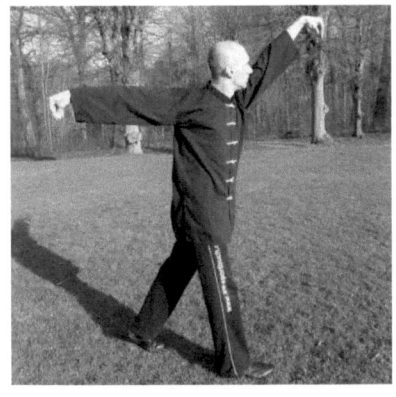

187

Hier sehen wir die Position des Bildes 186 von der Seite. Beide Knie sind gestreckt, hinterer Fuß nur auf Fußballen, beide Hände formen Hakenhände, rechter Arm auf Schulterhöhe nach hinten, linke Hand über Kopfhöhe nach vorn. Der gesamte Körper streckt sich nach oben. Der Blick ist auf die linke Hand gerichtet.

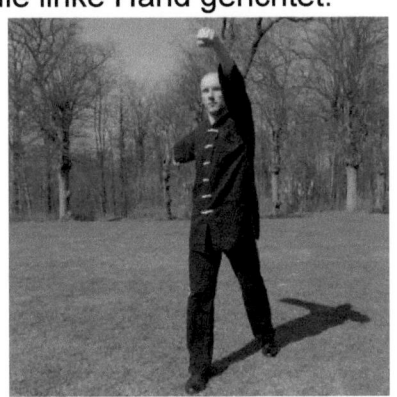

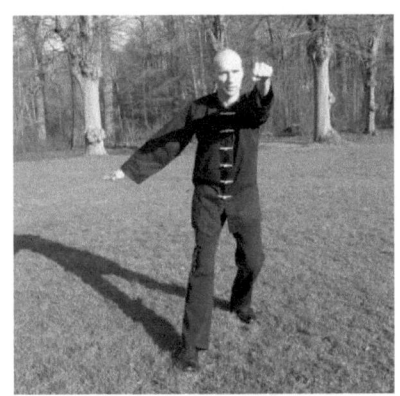

188   189

Die linke Hakenhand wird zur Faust umgeformt. Die rechte Hand wird zur flachen Hand geöffnet. Das Gewicht verlagert sich auf das hintere Bein. Die linke Faust wird zurückgezogen, indem der Ellenbogen angewinkelt wird. Der rechte Arm wird nach unten und dann von hinten nach vorne gebracht. Dies wieder in einer Bogen-/Wischbewegung. (Bilder 188 - 189)

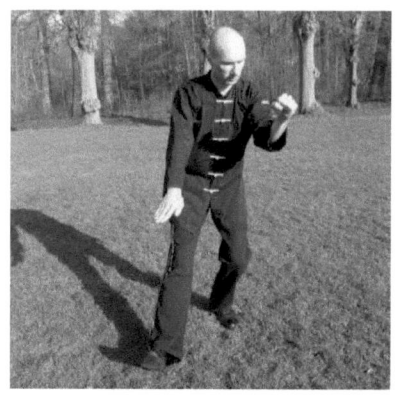
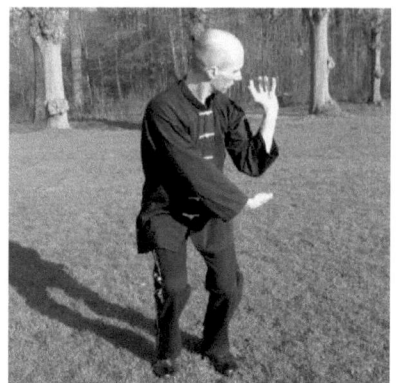

190   191

Das Gewicht wird weiter nach hinten verlagert. Der rechte Fuß wird erst auf die Ferse und dann einen Schritt rückwärts neben den anderen Fuß in die rechte T-Stellung auf den Fußballen gesetzt. Die linke Faust wird geöffnet und etwas über Schulterhöhe links neben den Körper gebracht, als wenn wir einen Pfirsich halten würden. Der Blick ist auf den imaginären Pfirsich gerichtet. Die Handinnenfläche zeigt nach oben, die Finger sind gespreizt. Die rechte Hand wird in der Bogenbewegung vor den Körper und dann weiter nach links geführt. Die Hand dreht sich, so dass in der Endposition die Handinnenfläche nach oben zeigt. Diese wird unter den senkrecht nach unten zeigenden, linken Ellenbogen gebracht, als würde sie diesen stützen.

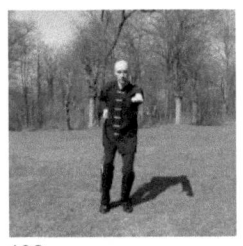 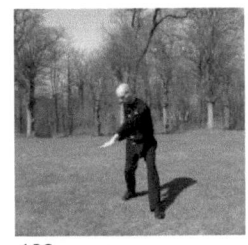 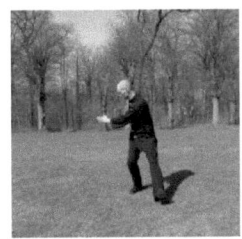

192   193   194

Jetzt erfolgt der Bewegungsablauf zur anderen Seite. Wir
verlagern das Körpergewicht auf das linke, leicht
gebeugte Bein. Die rechte Hand wird zur Hakenhand
geformt und an die Taille gelegt. Der rechte Ellenbogen
ist gebeugt. Die linke Hand wird nach vorne gestreckt.
(Bild 192)

Das rechte, entlastete Bein wird nach hinten gestreckt
und abgesetzt. Das Gewicht wird auf das hintere, zu
beugende Bein verlagert, das vordere Bein wird gestreckt
und ist nur noch auf der Ferse aufgesetzt. Der Körper
wendet sich zur rechten Seite, gefolgt vom linken
gestreckten Arm, der eine bogenförmige Bewegung erst
nach unten und dann nach oben-rechts vollführt. Der
Blick folgt der linken Hand. (Bilder 193 - 194)

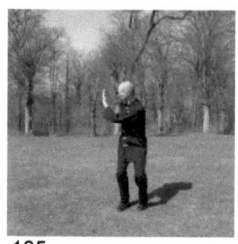
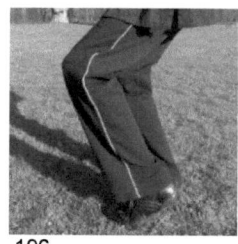
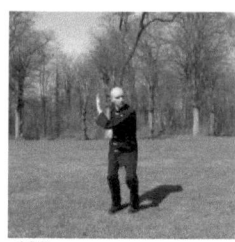

195   196   197

Das linke Bein wird zurückgezogen und mit dem Fußballen in die T-Stellung neben den rechten Fuß gestellt. Der linke Ellenbogen wird gebeugt und die linke Hand wird in Kopfhöhe gebracht. (Bild 195)
In der Nahaufnahme sehen wir die linke T-Stellung. Die Füße stehen parallel ca. 10 bis 20 cm auseinander. Beide Knie sind gebeugt. Der rechte Fuß steht komplett auf der Fußsohle, während der linke Fuß auf dem Fußballen ruht. (Bild 196)
Der Kopf wird nach links gedreht. Der Blick ist nach links-oben gerichtet. (Bild 197)

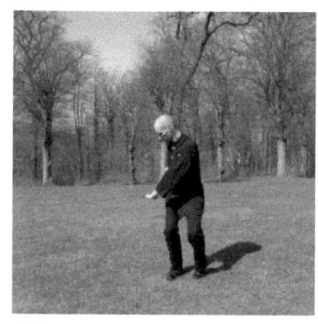

Die linke Hand wird in Hüfthöhe abgesenkt, wobei die Hand so gedreht wird, dass nun die Handfläche zu Boden und die Finger nach hinten zeigen. Der Blick ist auf den linken Handrücken gerichtet.

198

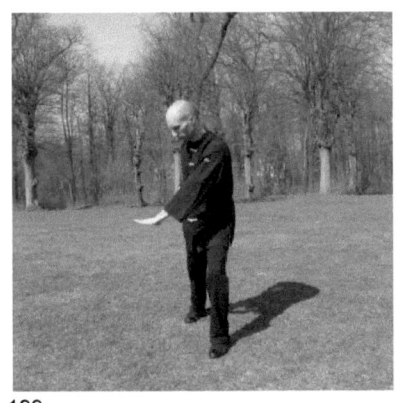
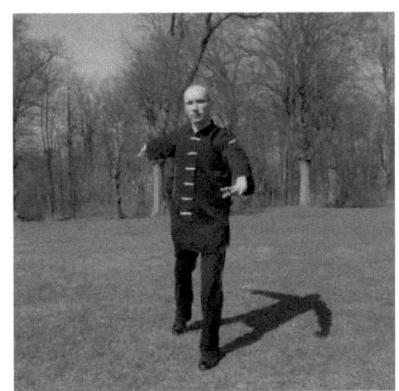

199 200

Der linke Fuß wird einen Schritt vor gesetzt. Die linke Hand wird in einem Bogen auf Hüfthöhe von rechts vor den Körper gebracht. Die Bewegung gleicht der Wischbewegung über einen Tisch mit einem Lappen. Das Körpergewicht wird nach vorne verlagert. Die linke Hand wird in der Bogenbewegung nach links weitergeführt. Die rechte Hakenhand öffnet sich und wird in einer Ausholbewegung samt Arm nach hinten gestreckt. (Bilder 199 - 200)

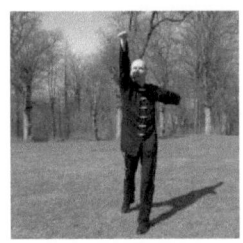

201

Beide Knie werden gestreckt. Der hintere Fuß ist nur noch auf dem Fußballen aufgesetzt. Der linke Arm wird nach hinten-aufwärts bis auf Schulterhöhe angehoben. Die Hand formt eine Hakenhand mit nach unten gerichteten Fingern. Der rechte Arm wird in einem Bogen von hinten über den Kopf nach vorne gebracht. Die Hand greift nach einem imaginären Pfirsich am Baum.

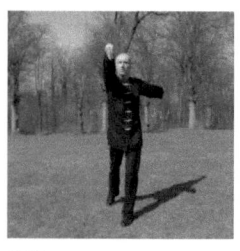 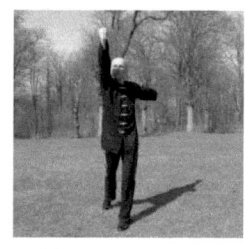 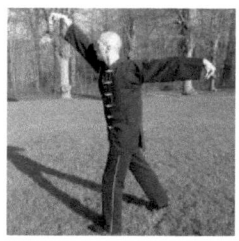

202　　　　　　　203　　　　　　　204

Die rechte Hand schließt sich um den Pfirsich. (Bild 202)
Der Pfirsich wird nach oben abgepflückt, wobei Hand und
Arm ein Stück nach oben bewegt werden. Auch die
rechte Hand formt eine Hakenhand des Affen. Der Blick
ist auf den Pfirsich gerichtet. (Bild 203)
Auf Bild 204 sehen wir die Position des Bildes 203 von
der Seite.

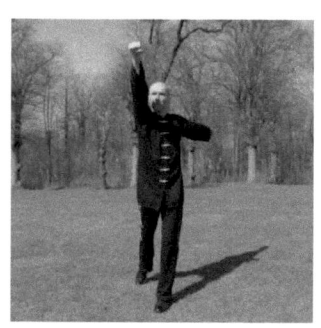 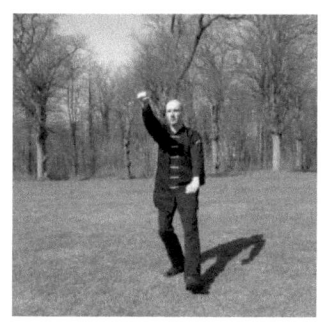

205　　　　　　　　206

Die rechte Hakenhand wird zur Faust umgeformt. Die
linke Hand wird zur flachen Hand geöffnet. Das Gewicht
verlagert sich auf das hintere Bein. Die rechte Faust wird
zurückgezogen, indem der Ellenbogen angewinkelt wird.
Der linke Arm wird nach unten und dann von hinten nach
vorne gebracht. Dies wieder in einer Bogen-
/Wischbewegung. (Bilder 205 - 206)

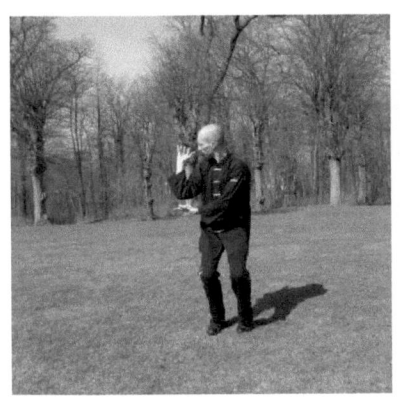 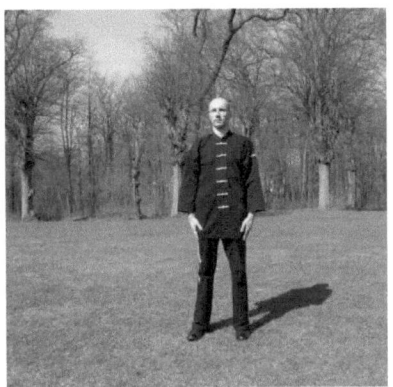

207   208

Das Gewicht wird weiter nach hinten verlagert. Der linke Fuß wird erst auf die Ferse und dann einen Schritt rückwärts neben den anderen Fuß in die linke T-Stellung auf den Fußballen gesetzt. Die rechte Faust wird geöffnet und etwas über Schulterhöhe rechts neben den Körper gebracht, als wenn wir einen Pfirsich halten würden. Der Blick ist auf den imaginären Pfirsich gerichtet. Die Handinnenfläche zeigt nach oben, die Finger sind gespreizt. Die linke Hand wird in der Bogenbewegung vor den Körper und dann weiter nach rechts geführt. Die Hand dreht sich, so dass in der Endposition die Handinnenfläche nach oben zeigt. Diese wird unter den senkrecht nach unten zeigenden, rechten Ellenbogen gebracht, als wenn sie diesen stützen würde. (Bild 207)
Nun beginnt alles wieder bei Bild 175 und der gesamte Bewegungsablauf wird nochmals zu beiden Seiten ausgeführt. Ist dies geschehen und wir sind erneut bei der Position des Bildes 207 angelangt, begeben wir uns in die neutrale Stellung des Bildes 208.

Atmung:
Bei dieser Übung gibt es keine speziellen Atmungsvorschriften. Atmen Sie also normal und regelmäßig (natürliche Atmung).

Wiederholungen:
Die Übung „Der Affe pflückt den Pfirsich" ist zu jeder Seite insgesamt jeweils zwei Mal auszuführen (= 4 Schritte insgesamt nach hinten, damit werden die 4 Vorwärtsschritte aus der Übung „Der Bär wiegt sich" wieder ausgeglichen).

Wirkung:
Dehnung von Herz- und Dünndarm-Meridian, Verbesserung der Funktion des Nervensystems und Steigerung des Reaktionsvermögens, durch die Rotation des Halses und der Bewegung der Augen wird die Durchblutung des Gehirns gefördert. Die Übung ist insbesondere bei der Behandlung von Nervosität und Depressionen förderlich.

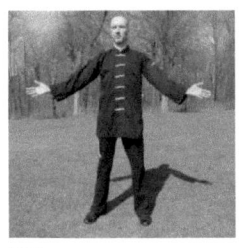 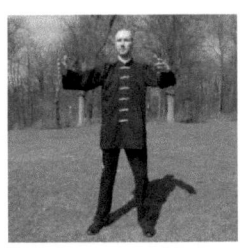 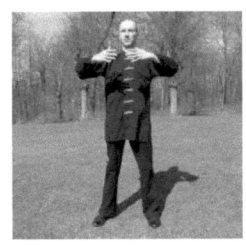

209   210   211

Wir kommen zur Zwischenabschlussübung. Die Hände
werden aus der neutralen Stellung erst nach außen und
dann von außen nach oben auf Brusthöhe
zusammengeführt, als wenn wir jemanden in unsere
Arme schließen wollen. Beim Anheben der Arme **atmen**
wir tief durch die Nase **ein**, zuerst in die Brust und dann
bis in den Bauchraum (Bauchatmung). (Bilder 209 - 211)

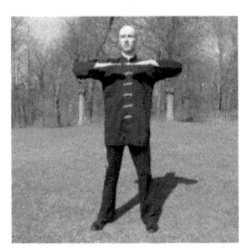 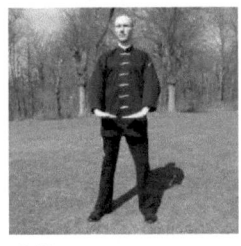 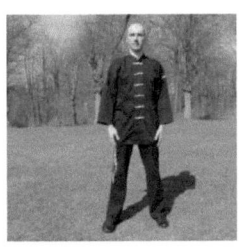

212   213   214

Die Hände werden auf Brusthöhe so gekippt, dass die
Handinnenflächen nach unten und die Finger
aufeinander zeigen. Die Daumen liegen an der Brust an.
Dann werden die Hände nach unten gedrückt und wieder
an die Seiten in die neutrale Stellung geführt. Beim
Senken der Hände bis in Hüfthöhe **atmen** Sie durch den
zu einem Schlitz geformten Mund wieder **aus**.
(Bilder 212 - 214)

3.6. __Der Kranich__

3.6.1. __Der Kranich streckt sich nach oben__

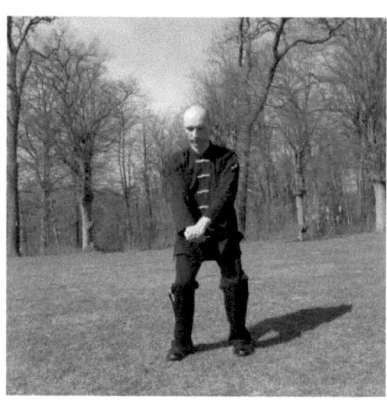

215

Beginnend aus der neutralen Position des Bildes 214 beugen wir die Knie und begeben uns in eine hockende Position. Die linke, flache Hand legen wir mit der Handinnenfläche auf den rechten Handrücken und bringen beide Hände mit gestreckten Armen in eine horizontale Position vor den Unterleib. Die Finger zeigen nach vorne. Der Blick ist auf die Hände gerichtet.

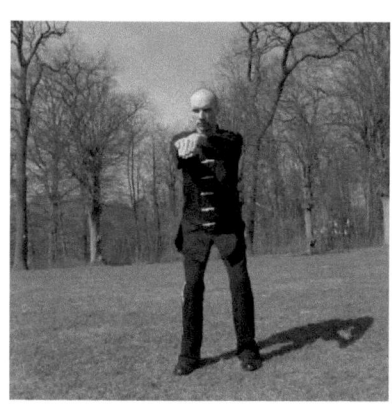

216

Wir strecken die Knie und heben gleichzeitig die gestreckten Arme vor dem Körper nach oben an.

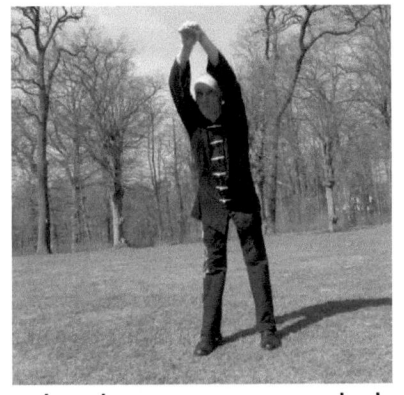

217

Die Knie sind durchge-
streckt und der Rücken
befindet sich in einem
leichten Hohlkreuz in den
Hüftgelenken nach vorne
gebeugt. Das Gesäß wird
nach hinten und die Taille
nach vorne gestreckt. Die
Arme werden maximal
nach oben-vorne angehoben. Der Kopf befindet sich
zwischen den Armen. Die Hände imitieren den Schnabel
des Kranichs. Der Blick ist nach vorne gerichtet. Die
Brust ist herausgedrückt.

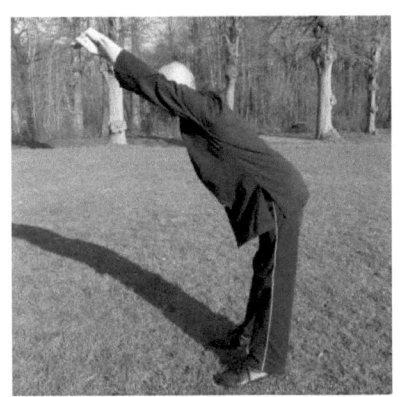

218

Hier sehen wir die Position
des Bildes 217 von der
Seite.

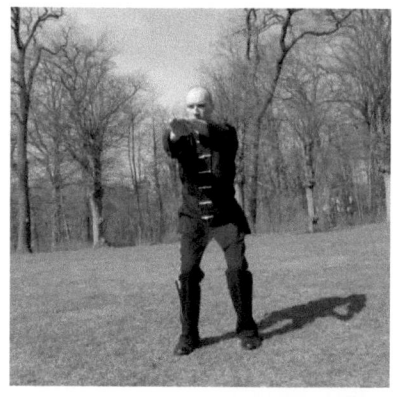

219

Wir richten den Oberkörper wieder auf, beugen erneut die Knie und senken die gestreckten Arme nach unten vor dem Körper ab.
Die Hände liegen noch aufeinander.

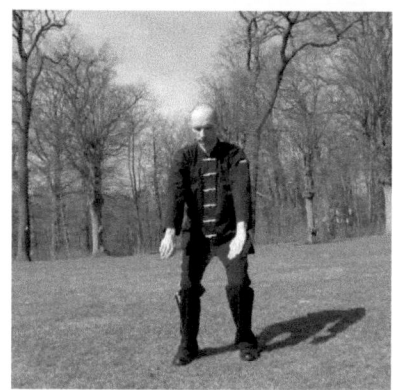

220

Sind die aufeinander liegenden Hände vor dem Unterleib angelangt, werden sie getrennt und zu den Seiten auseinander gezogen.

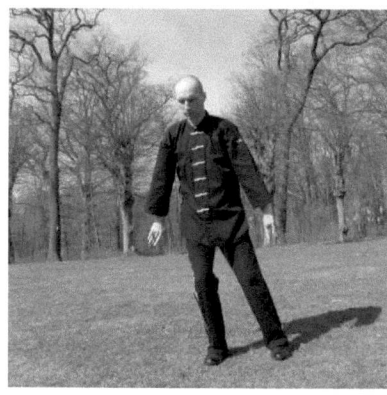

221

Wir verlagern das Körpergewicht auf das rechte Bein. Die gestreckten Arme werden am Körper vorbei nach hinten bewegt. Die Hände werden zu Kranichflügeln gemäß Bild 12 geformt.

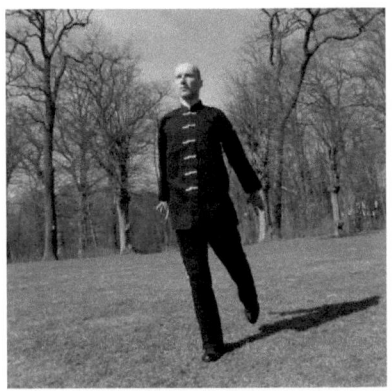

222

Wir heben das linke Bein an und strecken es nach hinten. Die Zehen des linken Fußes zeigen zu Boden, das Knie ist gestreckt. Das Knie des rechten Standbeines wird ebenso gestreckt. Die Brust wird herausgedrückt.

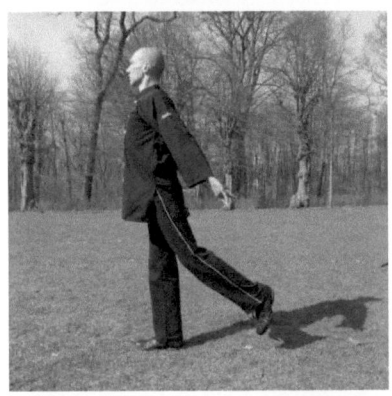

223

Auf dieser Seitenaufnahme sieht man sehr gut die Bogenform, die der Körper annimmt. Die Schulterblätter werden zusammengeführt und die Brustmuskulatur gedehnt. Die Handinnenflächen sind nach hinten-oben gerichtet.

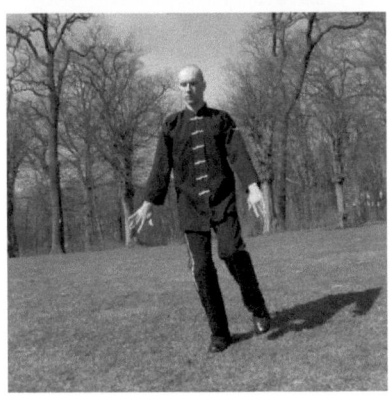

224

Die Arme werden wieder nach vorne geführt, das rechte Standbein gebeugt, das linke Bein wird nach vorne gebracht und in den Parallelstand mit gebeugtem Knie abgesetzt.

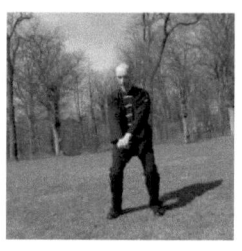 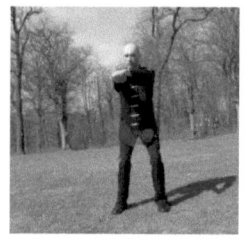 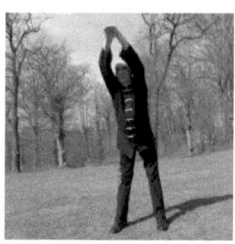

225   226   227

Wir begeben uns wieder in eine hockende Position mit geradem Rücken. Die linke, flache Hand legen wir mit der Handinnenfläche auf den rechten Handrücken und bringen beide Hände mit gestreckten Armen in eine horizontale Position vor den Unterleib. Der Blick ist auf die Hände gerichtet. (Bild 225)

Wir strecken die Knie und heben gleichzeitig die gestreckten Arme vor dem Körper nach oben an. Der Rücken befindet sich in der Endposition in einem leichten Hohlkreuz in den Hüftgelenken nach vorne gebeugt. Das Gesäß wird nach hinten gestreckt. Die Arme werden maximal nach oben-vorne angehoben. Der Kopf befindet sich zwischen den Armen. Die Hände imitieren den Schnabel des Kranichs. Der Blick ist nach vorne gerichtet. (Bilder 226 - 227)

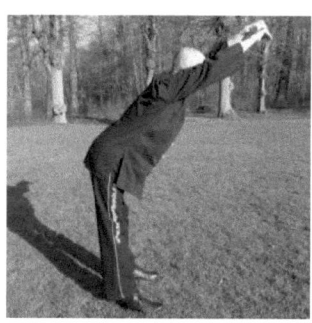

228

Hier sehen wir die Position des Bildes 227 von der Seite.

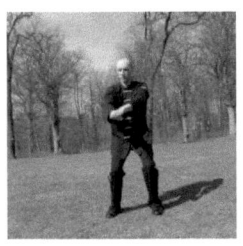 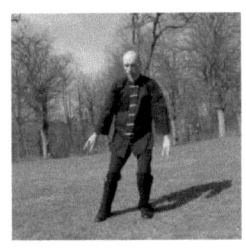 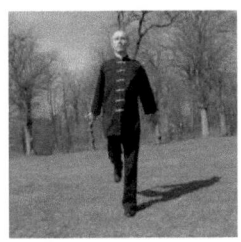

229   230   231

Wir richten den Oberkörper wieder auf, beugen erneut die Knie und senken die gestreckten Arme nach unten vor dem Körper ab. Die Hände liegen noch aufeinander. Sind die aufeinander liegenden Hände vor dem Unterleib angelangt, werden sie getrennt und zu den Seiten auseinandergezogen. Wir verlagern das Körpergewicht auf das linke Bein. Die gestreckten Arme werden am Körper vorbei nach hinten bewegt. Die Hände werden zu Kranichflügeln gemäß Bild 12 geformt. (Bilder 229 - 230)

Wir heben das rechte Bein an und strecken es nach hinten. Die Zehen des rechten Fußes zeigen zu Boden, das Knie ist gestreckt. Das Knie des linken Standbeines wird ebenso gestreckt. Die Brust wird herausgedrückt und die Brustmuskulatur gedehnt, während die Schulterblätter zusammengeführt werden. Der Körper nimmt wieder die schon beschriebene „Bogenform" an (siehe Bild 223, nur andere Seite). Die Handinnenflächen sind nach hinten oben gerichtet. (Bild 231)

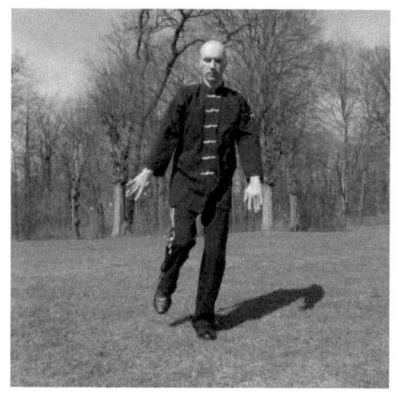 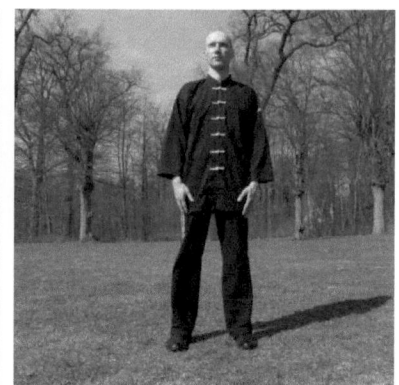

232
233

Die Arme werden wieder nach vorne geführt, das linke Standbein gebeugt und das rechte Bein wird wieder nach vorne gebracht und in den Parallelstand mit gebeugtem Knie abgesetzt. (Bild 232)
Nun fängt alles von vorn bei Bild 215 an und wir wiederholen den gesamten Bewegungsablauf erneut zu beiden Seiten.
Wenn wir dann erneut bei der Position des Bildes 232 angekommen sind, begeben wir uns in die neutrale Stellung. (Bild 233)

Atmung:
Bei der Positionierung der Hände vor dem Unterleib **ausatmen** (Bilder 215, 225), dann beim Anheben der Hände **einatmen** (Bilder 216-217, 226-227) und beim Herunterdrücken der Hände wieder **ausatmen** (Bilder 219-220, 229). Werden die Hände beim einbeinigen Kranichstand nach hinten geführt, **einatmen** (Bilder 222, 231).

Wiederholungen:
Die Übung „Der Kranich streckt sich nach oben" ist zu jeder Seite insgesamt jeweils zwei Mal auszuführen.

Wirkung:
Förderung der Ausatmung verbrauchter Luft durch das Anheben und Herunterdrücken der Hände sowie des Flusses von Qi zum Dantian. Durch die Hebe- und Streckbewegungen der Arme nach oben und hinten werden der Dumai- und der Renmai-Meridian stimuliert.

3.6.2.   Der Kranich fliegt

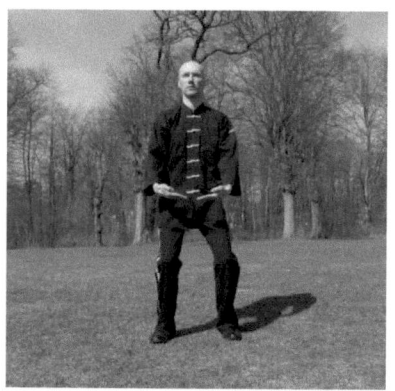

234

Wir beugen die Knie und gehen in eine leicht hockende Position. Die Hände werden vor den Unterleib gebracht. Dabei zeigen die Hand-innenflächen nach oben und die Finger sind aufeinander gerichtet.

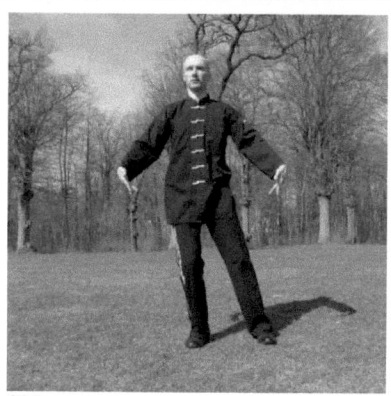

235

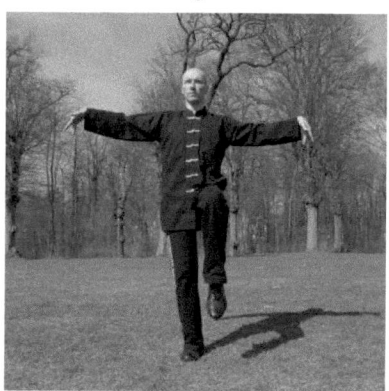

236

Wir verlagern das Körpergewicht auf das rechte Bein. Die Arme werden seitlich angehoben. Dann heben wir das linke Bein an, bis sich der Oberschenkel waagerecht zum Boden befindet. Der Unterschenkel hängt senkrecht nach unten. Die Zehen des linken Fußes zeigen ebenfalls nach unten. Die Hände werden zu Kranichflügeln gemäß Bild 12 geformt. (Bilder 235 - 236)

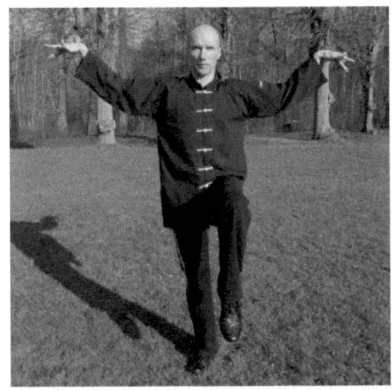

237

In der Endposition befinden sich die Hände über Schulterhöhe, die Ellenbogen sind leicht gebeugt und zeigen nach unten. Die Handinnenflächen sind zu Boden gerichtet.

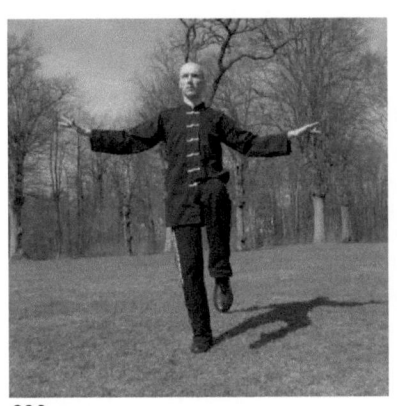 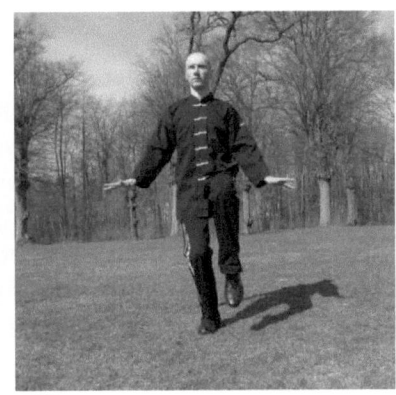

238   239

Die Arme werden beginnend mit Schulter, Ellenbogen und dann Handgelenk seitlich in einer Wellenbewegung gesenkt. Das Knie des Standbeins wird wieder leicht gebeugt und das angehobene Bein wird in den Parallelstand abgesetzt, wobei der linke Fuß den Boden nur mit dem Fußballen berührt. (Bilder 238 - 239)

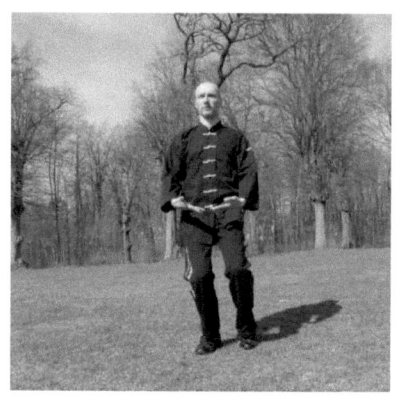 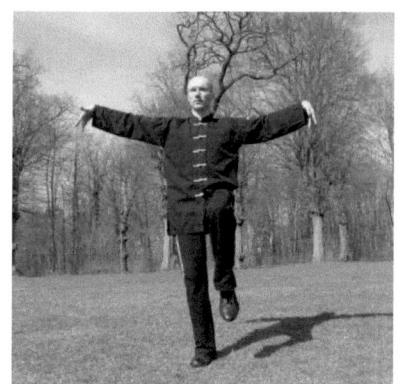

240
241

Der rechte Fuß ruht auf der gesamten Fußsohle und trägt die Hauptlast des Körpergewichtes. Der linke Fuß steht auf dem Fußballen. Die Hände befinden sich vor dem Unterleib mit den Handinnenflächen nach oben und den Fingern aufeinander gerichtet. (Bild 240)
Dann heben wir die Arme seitlich an, strecken das rechte Standbein und heben das linke Bein erneut an, bis sich der Oberschenkel in einer waagerechten Position befindet. Der Unterschenkel hängt senkrecht nach unten. Die Zehen des linken Fußes sind zu Boden gerichtet. Die Hände formen Kranichflügel. (Bild 241)

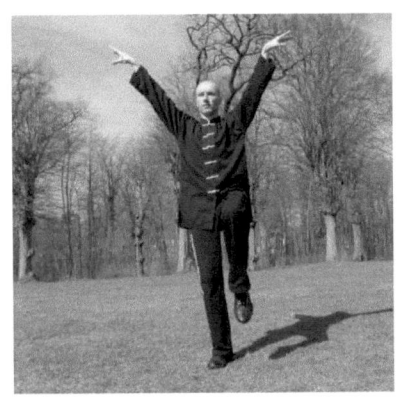 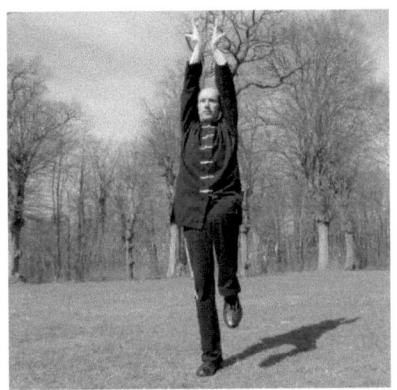

242   243

Die Arme werden weiter angehoben, bis sie senkrecht in den Himmel zeigen. Dabei liegen sich die Handrücken gegenüber. Der Kopf und der gesamte Rücken werden nach oben gestreckt. (Bilder 242 - 243)

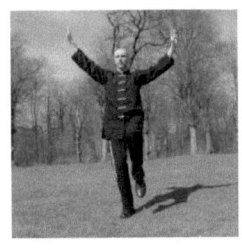 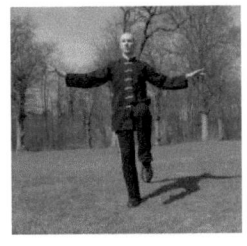 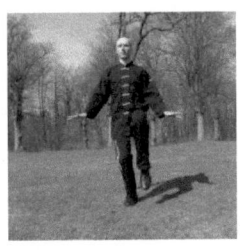

124   245   246

Die Arme werden beginnend mit Schulter, Ellenbogen und dann Handgelenk seitlich gesenkt. Das Knie des Standbeins wird wieder leicht gebeugt und das angehobene Bein wird in den Parallelstand abgesetzt. Diesmal wird der linke Fuß mit der gesamten Fußsohle aufgesetzt. (Bilder 244 - 246)

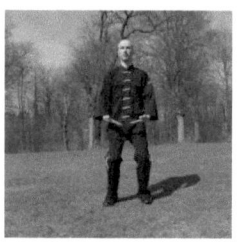

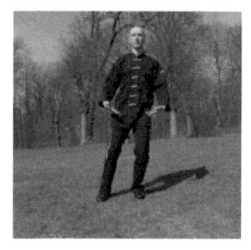

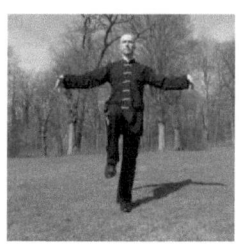

247   248   249

Wir befinden uns mit gebeugten Knien in einer leicht hockenden Position. Die Hände werden vor den Unterleib gebracht. Dabei zeigen die Handinnenflächen nach oben und die Finger sind aufeinander gerichtet. Nun vollführen wir den gleichen Bewegungsablauf mit der anderen Seite. (Bild 247)
Wir verlagern das Körpergewicht auf das linke Bein. Die Arme werden seitlich angehoben. Dann heben wir das rechte Bein an, bis sich der Oberschenkel waagerecht zum Boden befindet. Der Unterschenkel hängt senkrecht nach unten. Die Zehen des rechten Fußes zeigen ebenfalls nach unten. Die Hände werden zu Kranichflügeln gemäß Bild 12 geformt. (Bilder 248 - 249)

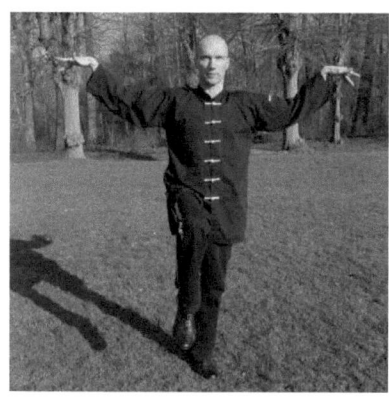

250

In der Endposition befinden sich die Hände über Schulterhöhe, die Ellenbogen sind leicht gebeugt und zeigen nach unten. (Bild 250)

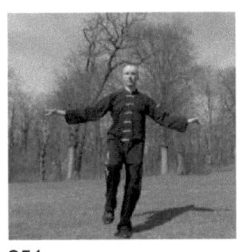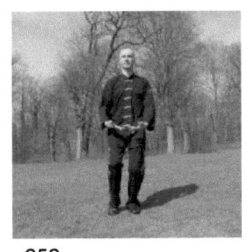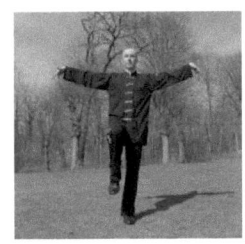

251   252   253

Die Arme werden beginnend mit Schulter, Ellenbogen und dann Handgelenk seitlich in einer Wellenbewegung gesenkt und die Hände werden erneut vor den Unterleib gebracht. Das Knie des Standbeins wird wieder leicht gebeugt und das angehobene Bein wird in den Parallelstand abgesetzt, wobei der rechte Fuß den Boden nur mit dem Fußballen berührt. (Bilder 251-252)

Dann heben wir die Arme seitlich an, strecken das linke Standbein und heben das rechte Bein erneut an, bis sich der Oberschenkel in einer waagerechten Position befindet. Der Unterschenkel hängt senkrecht nach unten. Die Zehen des rechten Fußes sind zu Boden gerichtet. Die Hände formen Kranichflügel. (Bild 253)

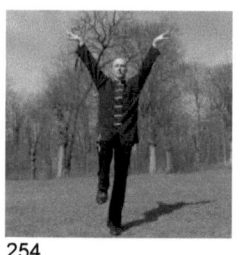 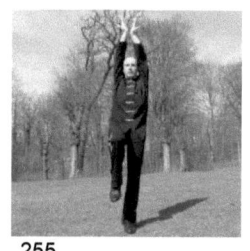 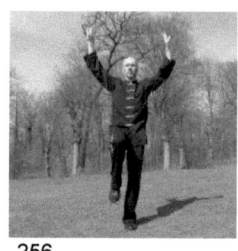

254   255   256

Die Arme werden weiter angehoben, bis sie senkrecht in den Himmel zeigen. Dabei liegen sich die Handrücken gegenüber. Der Kopf und der gesamte Rücken werden nach oben gestreckt. (Bilder 254 - 255)
Die Arme werden beginnend mit Schulter, Ellenbogen und dann Handgelenk seitlich gesenkt. (Bild 256)

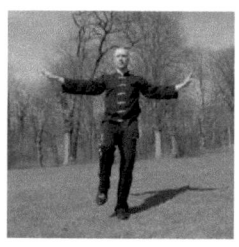 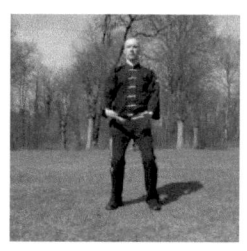 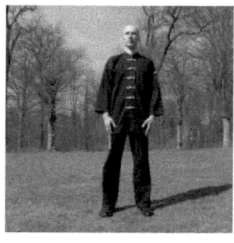

257   258   259

Das Knie des Standbeins wird leicht gebeugt und das angehobene Bein wird in den Parallelstand abgesetzt. Diesmal wird der rechte Fuß mit der gesamten Fußsohle aufgesetzt. Die Hände werden vor den Unterleib in die bekannte Haltung gebracht. (Bilder 257 - 258)
Nun beginnt ein erneuter Durchlauf bei Bild 234. Sind wir dann wieder bei Bild 258 angekommen, begeben wir uns in die neutrale Stellung des Bildes 259.

Atmung:
Beim Heben der Arme wird **eingeatmet** und beim Senken der Arme wird wieder **ausgeatmet**.

Wiederholungen:
Die Übung „Der Kranich fliegt" ist zu jeder Seite insgesamt jeweils zwei Mal auszuführen.

Wirkung:
Förderung der Atmung durch die fliegende Bewegung der Arme, Erweiterung der Brustkapazität, Verbesserung der Sauerstoffzufuhr ins Blut, massierender Einfluss auf das Herz, Stimulation des Lungenmeridians und dadurch Verbesserung der Funktionen von Herz und Lunge, Verbesserung des Gleichgewichtssinns durch das Stehen auf einem Bein.

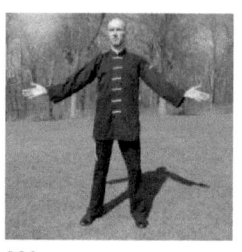 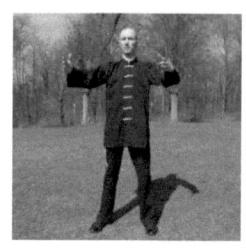 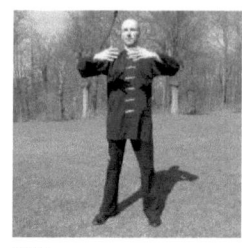

260   261   262

Wir kommen zur Zwischenabschlussübung. Die Hände werden aus der neutralen Stellung erst nach außen und dann von außen nach oben auf Brusthöhe zusammengeführt, als wenn wir jemanden in unsere Arme schließen wollen. Beim Anheben der Arme **atmen** wir tief durch die Nase **ein**, zuerst in die Brust und dann bis in den Bauchraum (Bauchatmung). (Bilder 260 - 262)

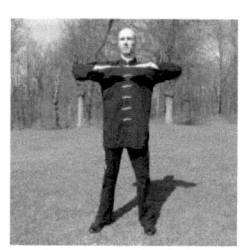 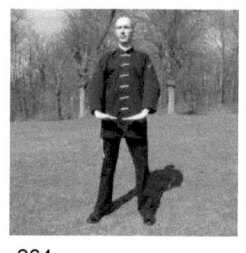 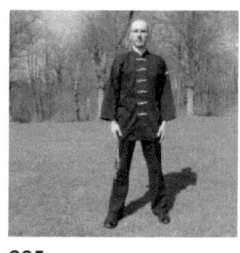

263   264   265

Die Hände werden auf Brusthöhe so gekippt, dass die Handinnenflächen nach unten und die Finger aufeinander zeigen. Die Daumen liegen an der Brust an. Dann werden die Hände nach unten gedrückt und wieder an die Seiten in die neutrale Stellung geführt. Beim Senken der Hände bis in Hüfthöhe **atmen** Sie durch den zu einem Schlitz geformten Mund wieder **aus**.
(Bilder 263 - 265)

3.7.   **Abschlussposition und -übungen**

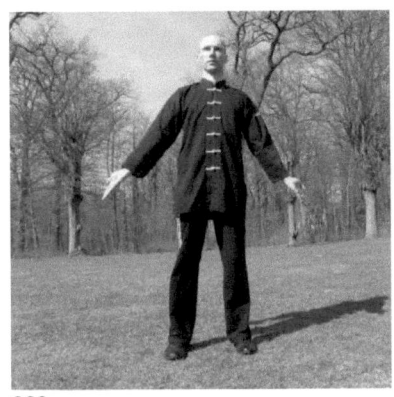
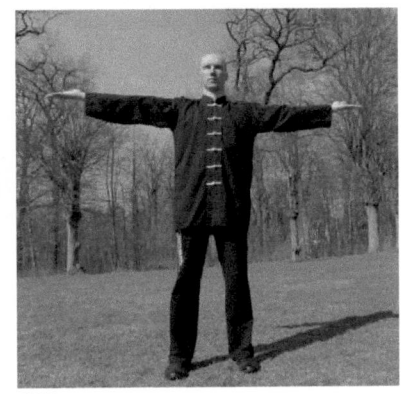

266   267

Die Arme werden jeweils seitlich vom Körper mit
gestreckten Ellenbogen in einer bogenförmigen
Bewegung angehoben. Die Handinnenflächen zeigen
erst nach außen und dann nach oben. (Bilder 266 - 267)

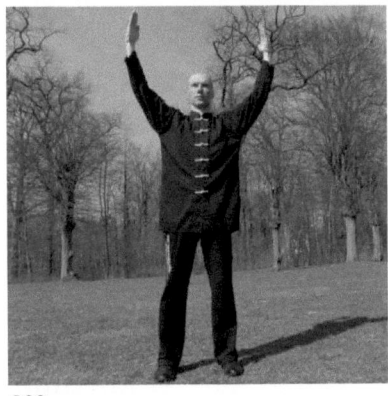
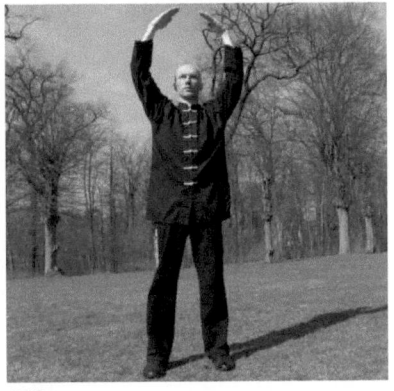

268   269

Die Arme werden bis über den Kopf angehoben, wo sie
mit den Händen ein „Dach" über dem Kopf bilden. (Bilder
268 - 269)

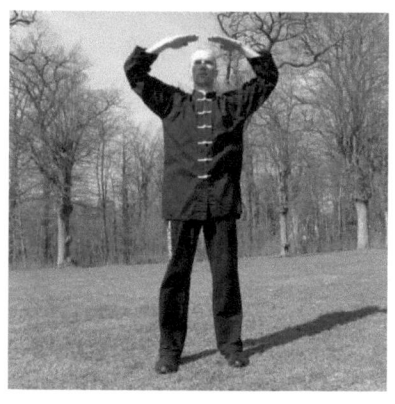

270

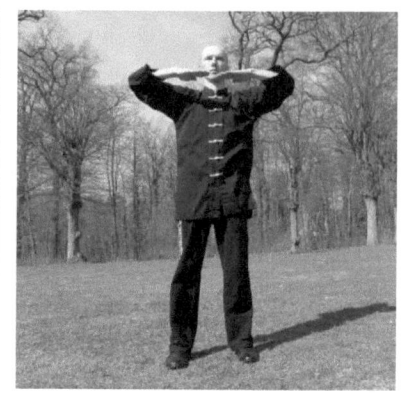

271

Die Ellenbogen werden gebeugt, die Handinnenflächen zeigen zu Boden und die Finger sind aufeinander gerichtet. (Bilder 270 - 271)

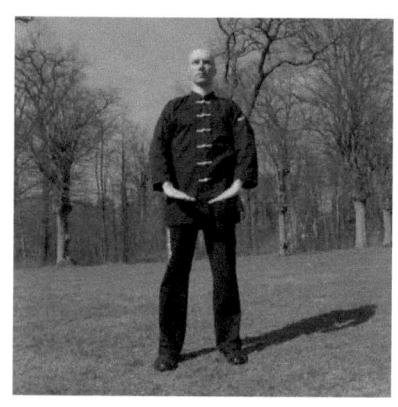

272

Die Hände werden vor dem Körper bis in Höhe des Unterleibs herunter gedrückt (Bild 272). Damit führen wir das Qi nach unten zum Dantian. Dann beginnt alles wieder bei Bild 266. Diese Bewegung wird insgesamt drei Mal ausgeführt. Beim Anheben der Arme wird **eingeatmet** und beim Herunterdrücken der Hände wird **ausgeatmet**. Sind wird das dritte Mal bei Bild 272 angelangt, begeben wir uns in die neutrale Position des Bildes 273.

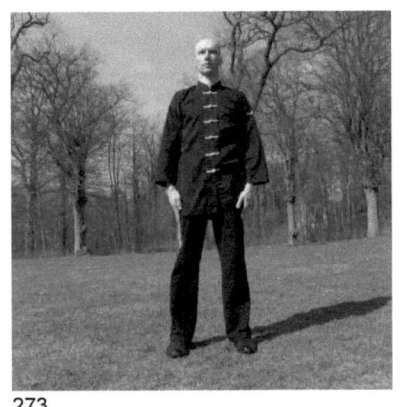
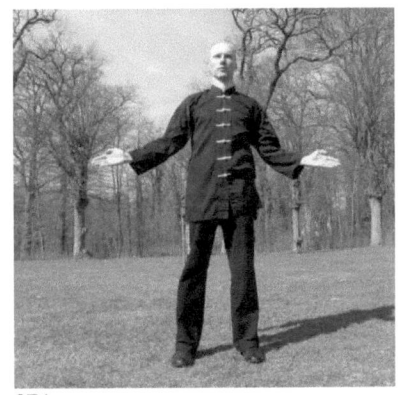

273

274

Aus der Position des Bildes 273 heben wir die Hände seitlich des Körpers bis etwa in Bauchnabelhöhe an. (Bilder 273 - 274)

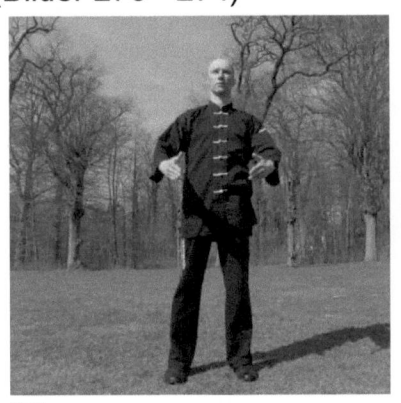
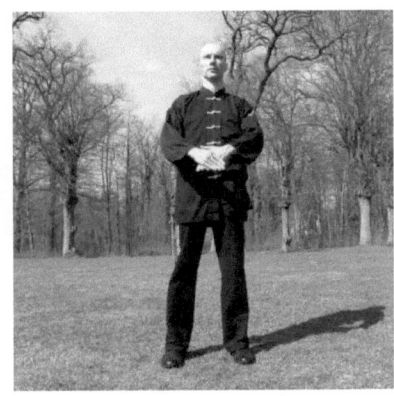

275

276

Die Hände werden horizontal in Höhe des Bauchnabels in einer Bogenbewegung zusammengeführt und die Daumen ineinander verschränkt. Die rechte Handinnenfläche liegt auf dem linken Handrücken (bei Männern, bei Frauen umgekehrt). (Bilder 275 - 276)

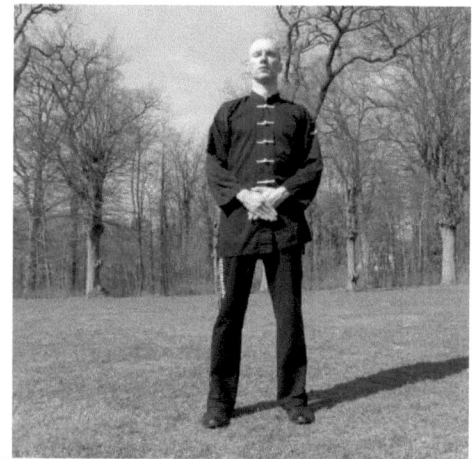

277

Die Hände werden mit den Daumenkanten etwa zweifingerbreit unterhalb des Bauchnabels auf den Unterleib gelegt. Damit liegen sie genau auf dem Dantian, das sich 5 cm unter dem Bauchnabel befindet. Wir schließen die Augen und lassen noch einmal die fünf durchgeführten Tierübungen und ihre zwei Varianten im Geiste an uns vorüberziehen. (Bild 277)

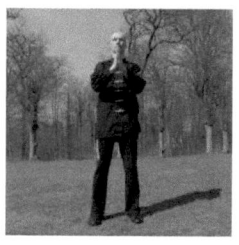
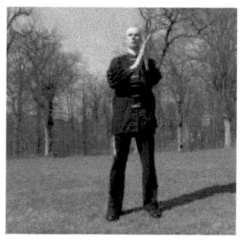

278   279   280

Wir öffnen die Augen und reiben die Handinnenflächen in einer Auf- und Abwärtsbewegung mehrfach aneinander, um Qi anzusammeln. (Bilder 278 - 280)

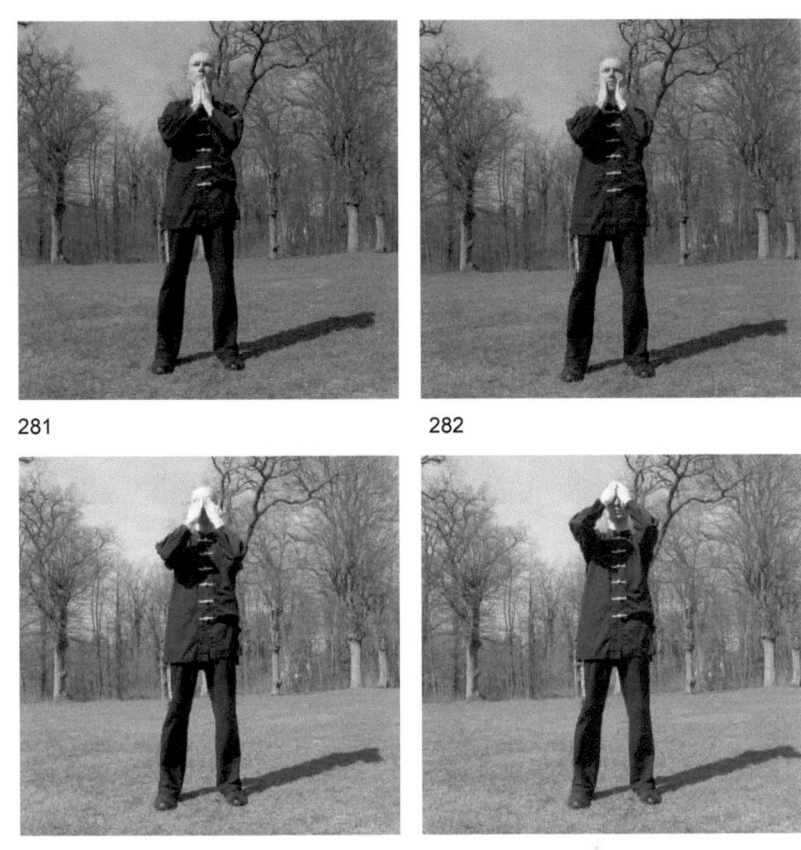

281 282

283 284

Wir legen die Hände auf das Kinn, massieren um den Mund herum und dann über die Nasenflügel zur Stirn. (Bilder 281 - 284)

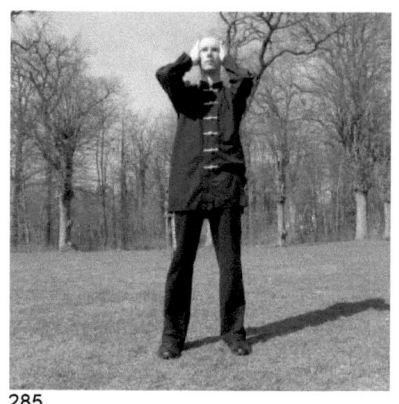
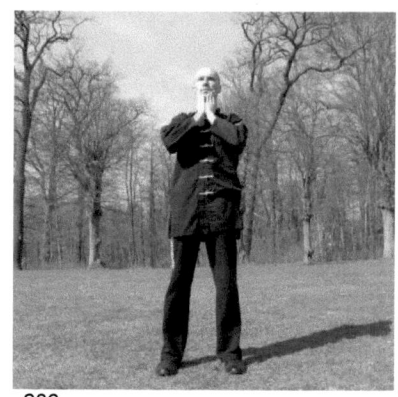

285   286

Wir führen die Hände weiter über die Mitte der Stirn nach außen am Kopf herunter und wieder zum Kinn. (Bilder 285 - 286)
Die Gesichtsmassage sollte drei bis fünf Mal wiederholt werden.

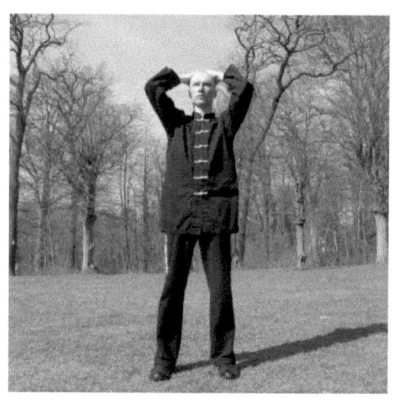
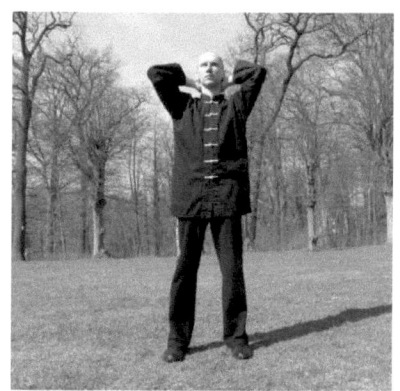

287   288

Bei der letzten Wiederholung streichen wir von der Stirn aus über den Hinterkopf und den Nacken. (Bilder 287 - 288)

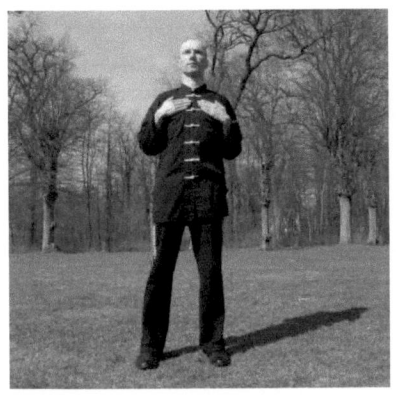
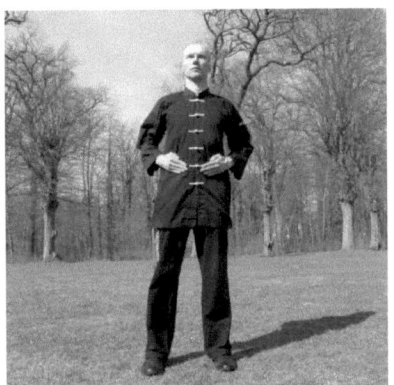

289

290

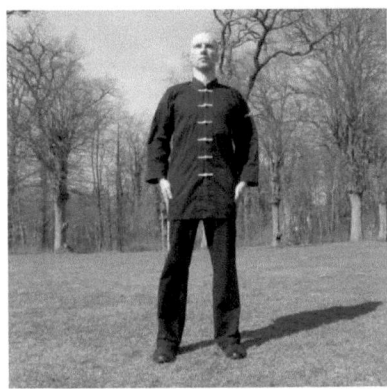
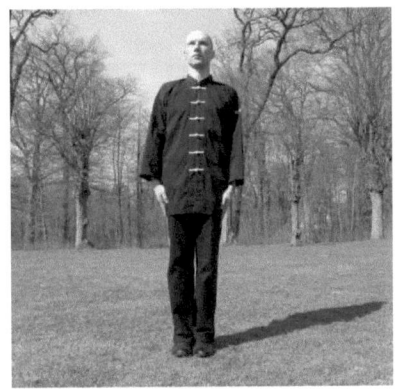

291

292

Vom Nacken aus streichen die Hände weiter über die Schultern und die Vorderseite des Körpers. (Bilder 289 - 290)

Dann werden die Hände jeweils an die Seite des Körpers in die neutrale Stellung gebracht. (Bild 291)

Wir verlagern das Gewicht auf das rechte Bein, rollen den linken Fuß beginnen von der Ferse auf den Ballen hoch und setzen ihn in die Ausgangsstellung zurück. Beide Füße stehen nun zusammen und zeigen nach vorne. Die Knie sind durchgestreckt. Die Arme hängen rechts und links locker am Körper anliegend herab. Der Blick ist nach vorne gerichtet. (Bild 292)

4.   <u>Buchempfehlungen</u>

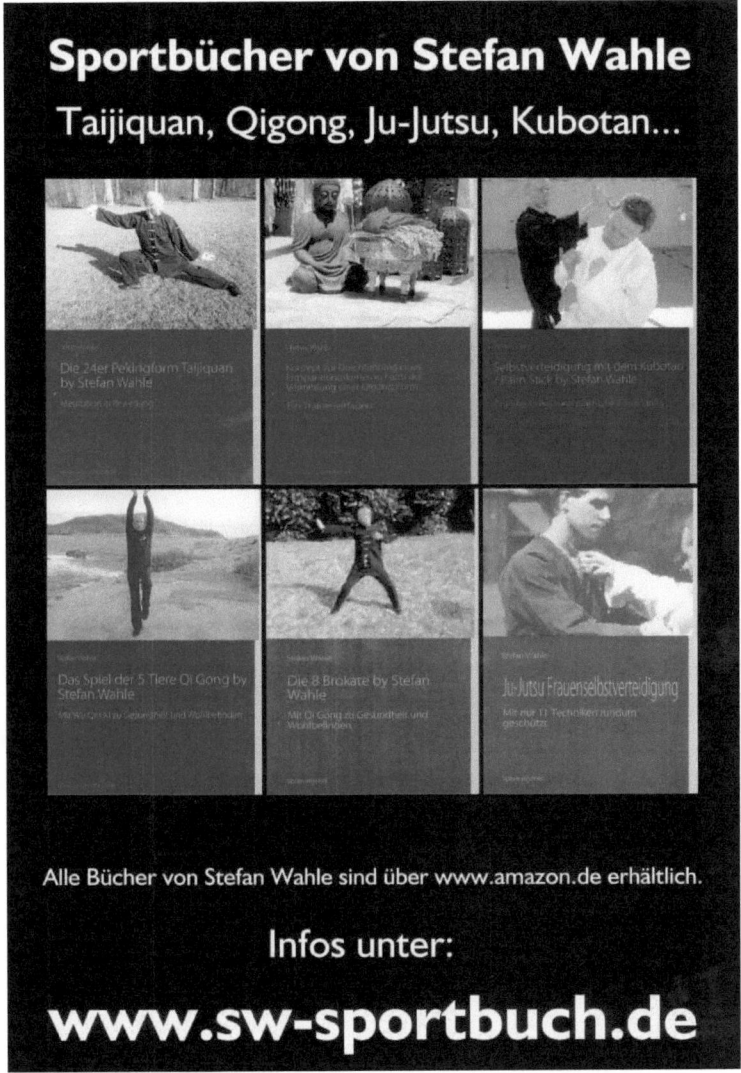

5.   Über den Autor

Trainerqualifikationen und Graduierungen
- Entspannungstrainer, Note 1
- Trainer für Sportrehabilitation, Note 1
- Fitnesstrainer B-Lizenz, Note 1
- Lehrer für Qigong, zertifiziert durch TQN + DDQT
- Lehrbefähigungsnachweis Ju-Jutsu, 1990
- Prüferlizenz Ju-Jutsu von verschiedenen Verbänden, erstmals 1992
- 5. Dan Ju-Jutsu, Lehrer für Ju-Jutsu
- Krav Maga Instructor verschiedener Verbände

Wettkampferfolge
- 1. Platz Hamburger Meisterschaft Ju-Jutsu-Formenwettkampf 1992
- 3. Platz Hamburger Meisterschaft Ju-Jutsu Kampf 1995
- 3. Platz Hamburger Meisterschaft Ju-Jutsu Kampf 1994
- 4. Platz Internationale Deutsche Meisterschaften moderne Kata 1997 in Lauenburg
- 4. Platz Deutsche Meisterschaft Ju-Jutsu-Formenwettkampf 1992
- 5. Platz Hamburger Meisterschaft Ju-Jutsu Kampf 1996
- 1. Platz beim zweiten "happy run" 5 Km Nordic-Walking in Wahlstedt 2010
- 3. Platz German Taijiquan Open 2012 in Hannover
- 4. Platz Wu Wei Cup 2012 in Hamburg
- 1. Platz Sparkassen-Ostseelauf Timmendorfer Strand Nordic-Walking 5 Km 2013
- 1. Platz Stadtwerkelauf Tornesch 5 Km NW 2013+2014
- 1. Platz Möllner City-Lauf 9,4 Km NW 2014
- 1. Platz Jesteburger Volkslauf Walking 10,5 Km 2014

Veröffentlichungen
- diverse Sammelbände 2014
- Rückenqigong 2014
- Kurskonzept Frauenselbstverteidigung 2014
- Der fliegende Kranich Qigong in 5 Bänden 2013
- Buch „Die 6 heilenden Laute" 2013
- Buch „Das muskel- und sehnenstärkende Qigong" 2012
- Buch „Sawah Kung Fu Grundtechniken" 2012
- Buch „Shaolin Qin Na Sawah Kuen" 2012
- Buch „Taijiquan für Einsteiger..." 2012
- Buch „Krav Maga - Grundtechniken..." 2012
- Buch „Das Spiel der 5 Tiere Qi Gong ..." 2011
- Buch „Die 8 Brokate by Stefan Wahle" 2010
- Buch „Ju-Jutsu Frauenselbstverteidigung" 2010
- Buch „Optimiertes Krafttraining mit der ILB-Methode"
  2009
- Buch „Ju-Jutsu Straßenkampftechniken" überarbeitete
  Neuauflage 2009
- Artikel „Optimiertes Krafttraining mit der ILB-Methode" in
  der Zeitschrift „shape up Trainer's only", Heft Nr. 5
  2009
- Buch „Realistische Frauenselbstverteidigung" 1994/95
- Buch „Ju-Jutsu Straßenkampftechniken" 1993

Auszeichnungen
- Budoka Award der Martial Arts Association 2013
- Ehrenkreuz der Martial Arts Association (MAA) 2012
- Hall of Fame + Dragon Medal der MAA 2011
- Verleihung der Ehrenmedaille durch den American
  Ju-Jutsu Landesverband Hamburg e.V.
  für den Aufbau der Akademie für
  Frauenselbstverteidigung 1997

Besondere Lehrgänge
- Lehrgang bei Dan Inosanto, Schüler von Bruce Lee
  1996 in Speyer

Tätigkeiten
seit 2008	Fernstudium Fitness an der BSA Akademie anerkannt durch den DSSV e.V.
seit 2001	freiberuflicher Trainer
1993 bis 2001	Landestrainer beim American Ju-Jutsu Landesverband Hamburg e.V.

Mitglied in den Verbänden (Stand 01/2014)
- Taijiquan & Qigong Netzwerk Deutschland e.V.
- Chinesisch-Deutscher Kampfkunstverein e.V.
- Martial Arts Association - Int.
- Deutsche Budo Organisation e.V.
- Krav Maga Sawah Organisation Deutschland
- World Krav Maga Association
- Zertifizierung durch das Deutsche Trainerregister des DSSV e.V.
- Deutsches Dan-Kollegium e.V. - DDK
- Deutsche Kampfkunst Föderation e.V.
- Sawah Qigong und Taijiquan Gesellschaft
- American Ju-Jutsu Landesverband Hamburg von 1993
- F.T.U. Freie Taekwondo Union

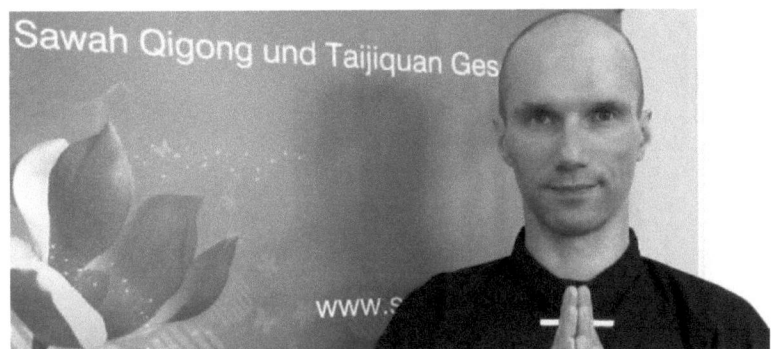

Man kann mich als Personal Trainer für folgende Bereiche buchen:

- Muskelaufbautraining mit Geräten,
- Cardio-Training,
- Boxtraining,
- Nordic-Walking,
- Selbstverteidigung,
- Qigong, Taijiquan,
- gemeinsame Entwicklung von Trainingsplänen mit erreichbaren Zielen.

Kontakt:

Stefan Wahle

E-Mail: info@sw-sportbuch.de

Internet: www.sw-sportbuch.de

Fan-Page von Stefan Wahle bei Facebook.com:
http://www.facebook.com/Stefan.Wahle.Autor

6. <u>Vorstellung der Gesellschaft</u>

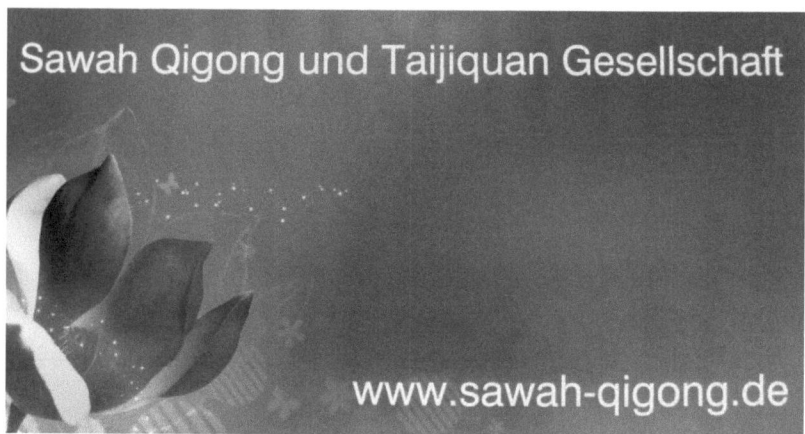

Die **Sawah® Qigong und Taijiquan Gesellschaft** ist der Fachverband für

- Qigong,

- Taijiquan und

- Kung Fu

im **Sawah® Stil** und betreibt in diesen Bereichen Lehre und Forschung.

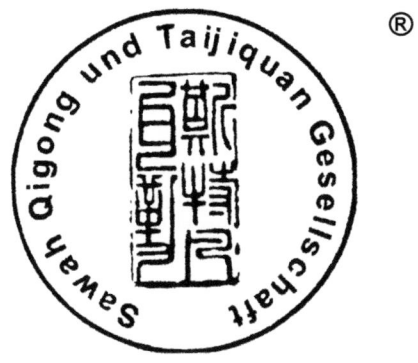

®

Internet: www.sawah-qigong.de

E-Mail: info@sawah-qigong.de

Die Gesellschaft hat eine Gruppe bei Xing:
Qigong & Taijiquan Deutschland
http://www.xing.com/net/sawah

Gruppen bei Facebook:
Qigong Deutschland
Taijiquan Deutschland

Seite bei Facebook:
Sawah Qigong und Taijiquan Gesellschaft

Gruppen bei linkedin.com:
Qigong Deutschland
Tai Chi Chuan Deutschland

7. Kurzüberblick über „Das Spiel der 5 Tiere"

Der Tiger

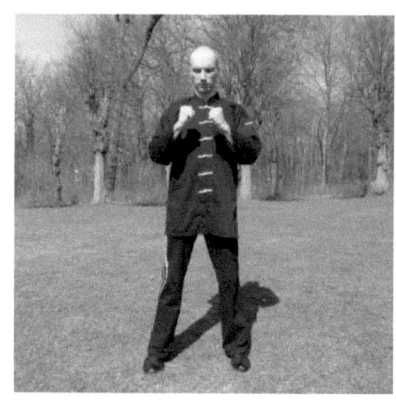 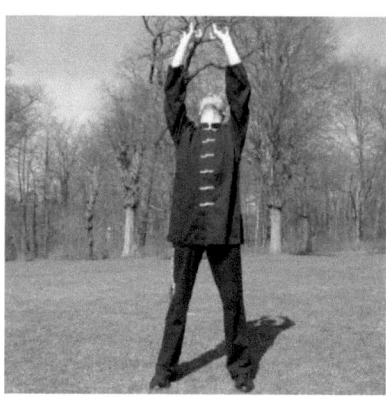

293   294

Der Tiger hebt seine Pfoten. (Bilder 293 - 294)

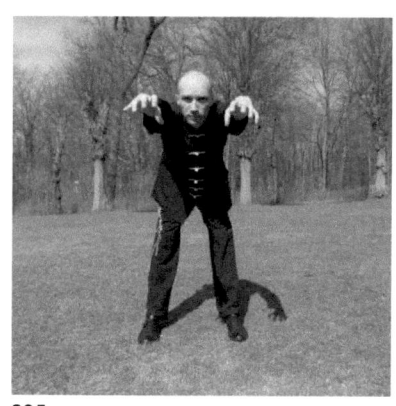 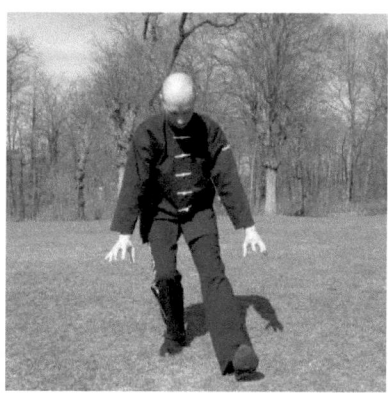

295   296

Der Tiger fängt die Beute. (Bilder 295 - 296)

Der Hirsch

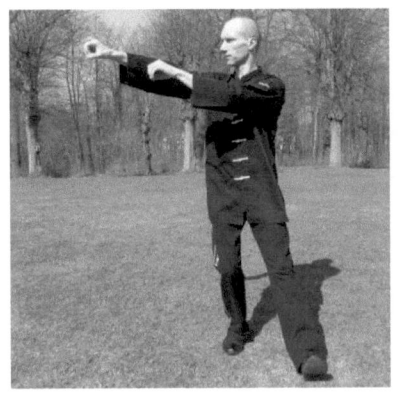 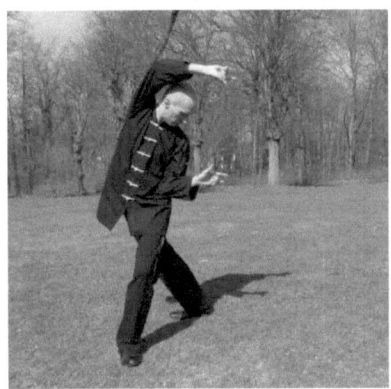

297   298

Der Hirsch präsentiert sein Geweih. (Bilder 297 - 298)

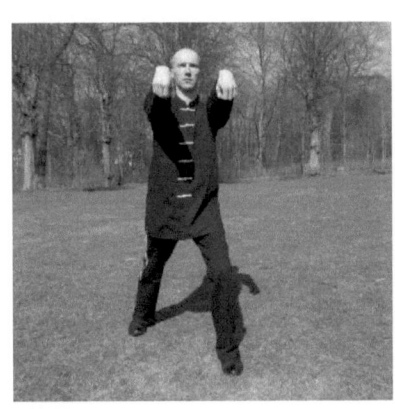 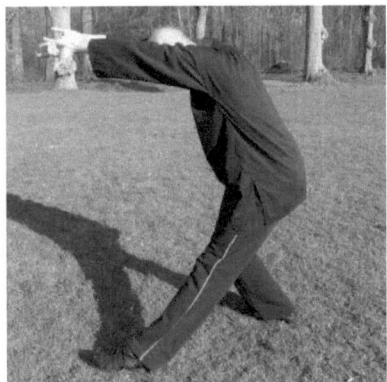

299   300

Der Hirsch läuft. (Bilder 299 - 300)

Der Bär

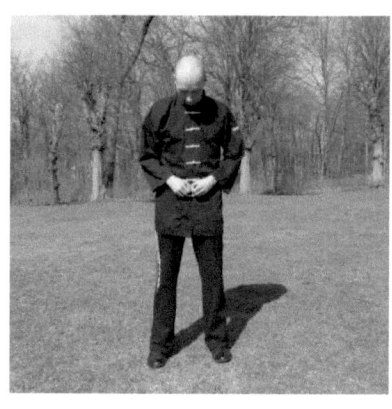 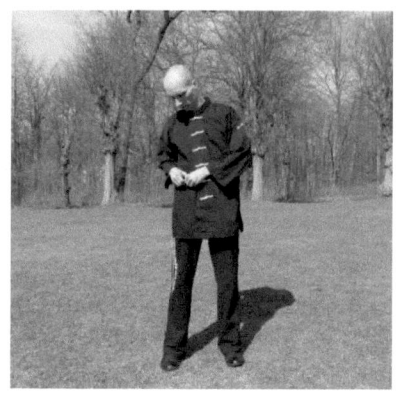

301 302

Der Bär dreht seinen Oberkörper. (Bilder 301 - 302)

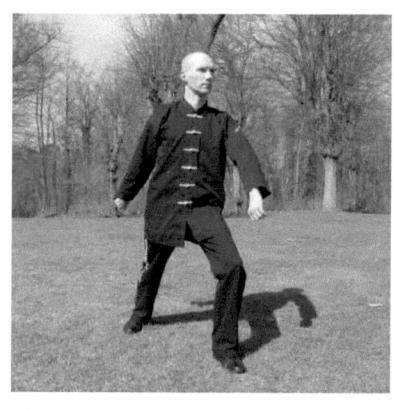 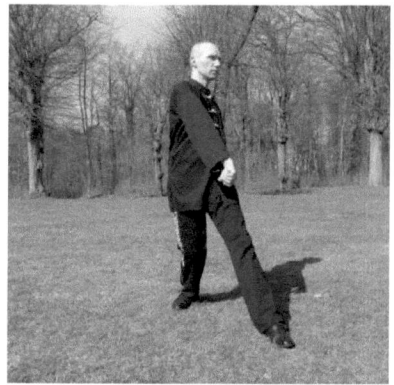

303 304

Der Bär wiegt sich. (Bilder 303 - 304)

Der Affe

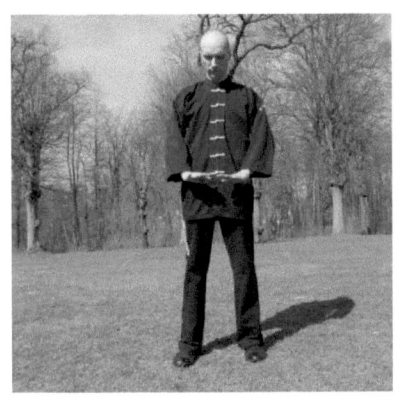
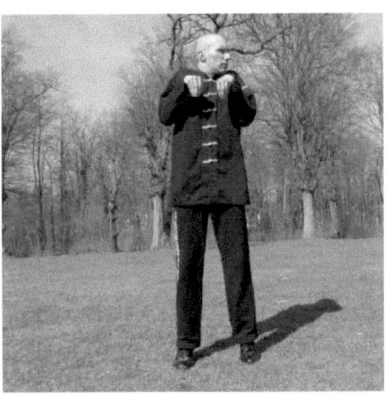

305

306

Der Affe hebt seine Hakenhände. (Bilder 305 - 306)

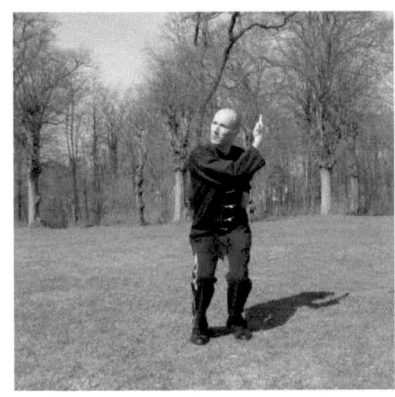
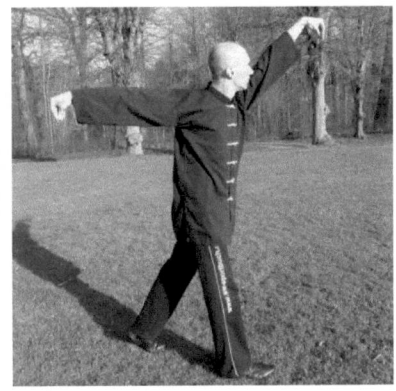

307

308

Der Affe pflückt den Pfirsich. (Bilder 307 - 308)

Der Kranich

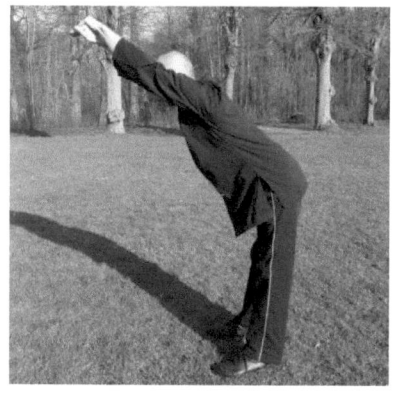

309

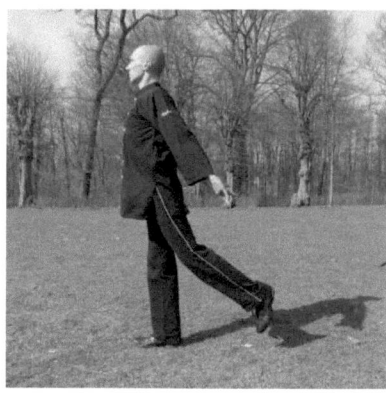

310

Der Kranich streckt sich nach oben. (Bilder 309 - 310)

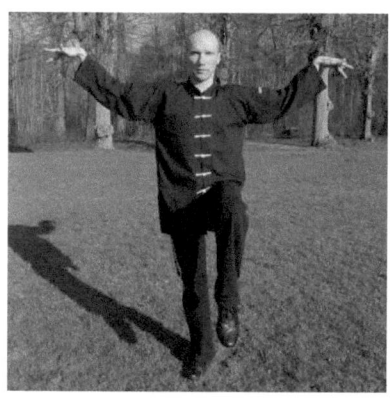

311

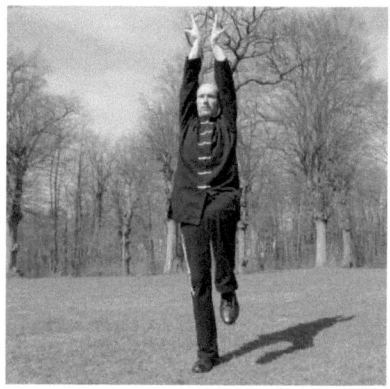

312

Der Kranich fliegt. (Bilder 311 - 312)

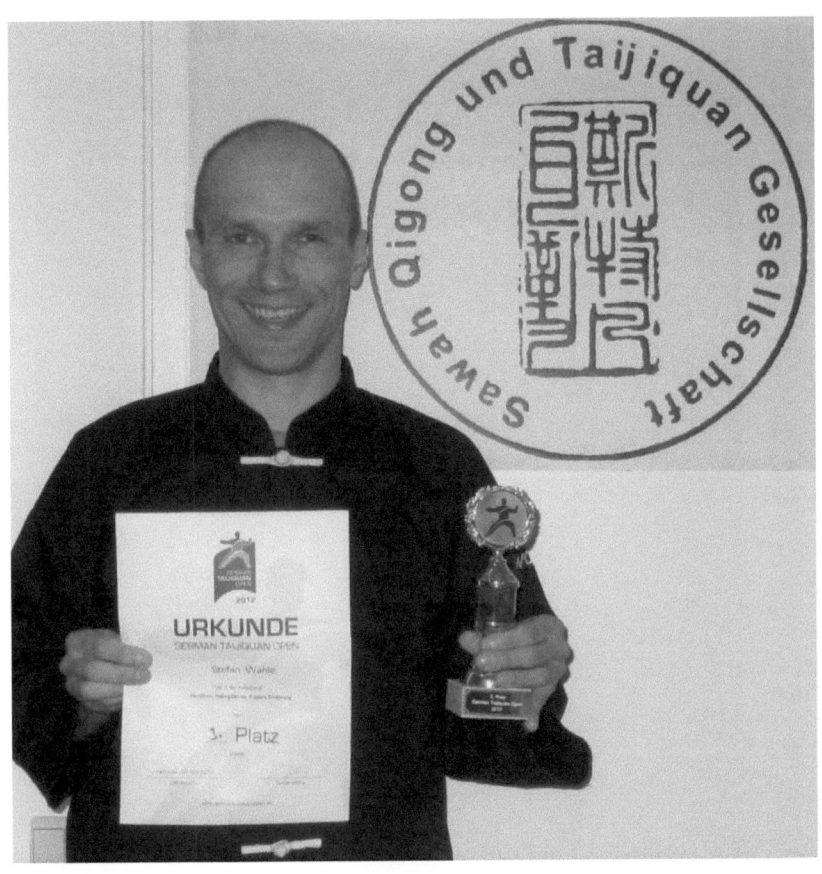

3. Platz bei den German Taijiquan Open 2012 in Hannover.
Die GTO 2012 waren die ersten offiziellen Meisterschaften für Taijiquan in Deutschland, getragen von folgenden Verbänden und Organisationen:
- Taijiquan und Qigong Netzwerk Deutschland,
- Chen Stil Taijiquan Netzwerk Deutschland,
- Taiji Europa und
- Wu Wei Hamburg.

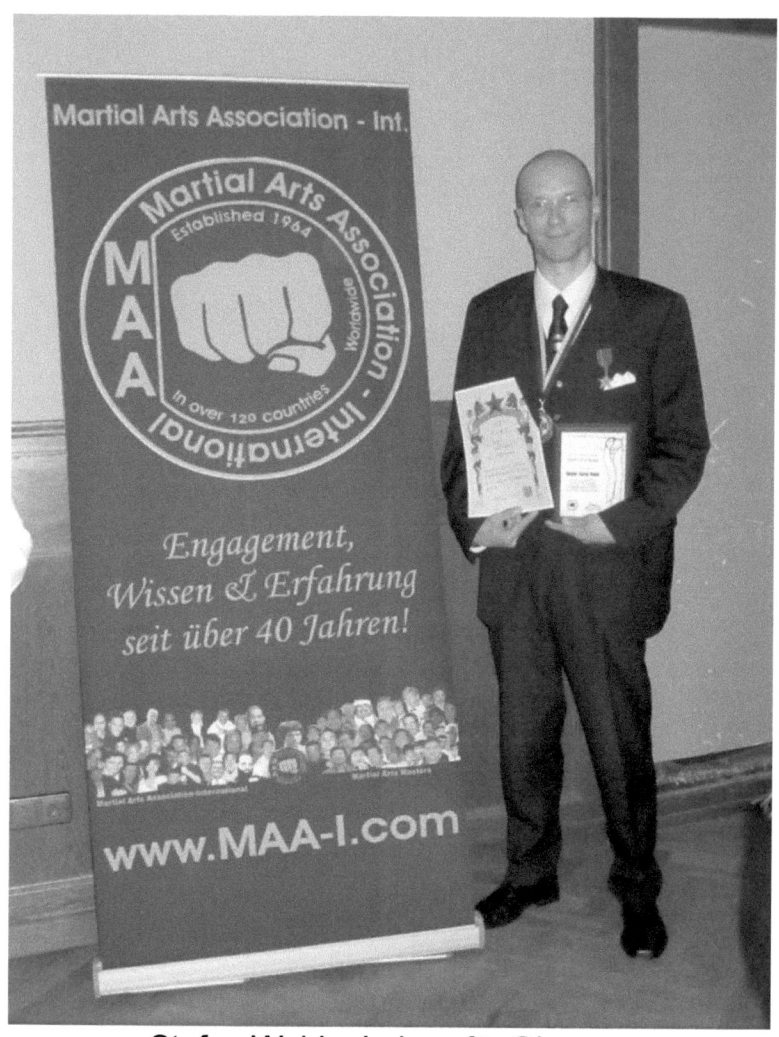

Stefan Wahle, Lehrer für Qigong

www.sw-sportbuch.de